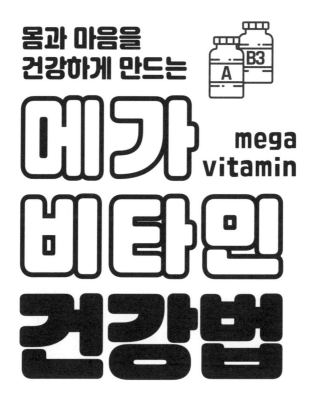

몸과 마음을
건강하게 만드는

메가
mega vitamin
비타민
건강법

정신과 의학박사 후지카와 도쿠미 지음
황명희 옮김

BM (주)도서출판 **성안당**

시작하며

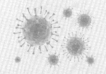

　20세기의 유명 경제학자 존 케네스 갤브레이스가 현대 사회를 '불확실성의 시대'라고 부른지도 오랜 시간이 지났다. 그리고 세계는 지금 놀랄만큼 빠른 기세로 변화하고 있다. 신종 코로나 바이러스가 유행하고 나서 일하는 방식이나 생활습관 그리고 건강에 대한 생각까지도 변하고 있다. 우리는 이런 변화의 소용돌이 속에서 살아가고 있다.

　나는 히로시마에서 심료내과* 클리닉(후지카와 심료내과 클리닉. 하츠카이치시)을 개업한 정신과 의사이다. 우리 병원에서는 정신질환의 치료로 분자영양요법을 실시하고 있는데, 최근 몇 년 간은 난치병이나 그 외에 다른과목의 진료도 늘고 있다.

　이처럼 분자영양요법은 많은 분야에 사용하고 있다. 그렇기 때문에 나는 많은 사람들에게 실제 진료한 질병의 예를 기초로 하여 분자영양학의 정보를 서적이나 SNS 등을 통해 공유하며, 건강 관리의 중요성을 호소하고 있다.

―――――――――

*심료내과(心療內科), 심신의학(psychosomatic medicine)적으로 내과적 질환을 취급하는 것을 전문으로 하는 진료 부분.

그 중요성은 점점 커지고 있으며, 의사나 약물에 의존하지 말고 평소에 건강을 챙기고 면역력을 높이는 습관이 필요하다.

신종 코로나 바이러스의 유행은 많은 사람들을 불안하게 만들었다. 그도 그럴 것이 전 세계에서 맹위를 떨치고 있으니, 불안한 마음이 드는 것은 당연한 결과이다. 하지만 그 불안감에서 오는 과잉 반응으로 인하여 다른 질병이 생기는 경우도 있다. 우리 병원 역시, 신종 코로나 바이러스 감염 의심 환자가 다수 오곤 한다. 그럴 때 마다 감염방지책에 만전을 기하며, PCR 검사를 실시하는데, 음성이라는 결과를 받고도 '불안해서 잠들 수 없다'거나, '새벽 3시 경에도 잠이 깬다'고 불안감을 호소하는 환자들이 있다. 이처럼 신종 코로나가 초래한 불안 장애(코로나 블루)는 적지 않다.

일반적인 정신과 치료는 약물 투여를 위주로 진행하지만, 우리 병원에서는 분자영양학에 의한 영양요법이 중심이다. 마음의 병이라고 하는 증상의 상당수는 필요한 영양소가 부족한 '질적 영양실조'가 원인이기 때문이다.

질적 영영실조란 '당질 과다+단백질 부족+지방산 부족+비타민 부족+미네랄 부족'을 뜻한다. 코로나 블루 역시, 당질 과다로 인한 단백질과 철, 필요한 비타민과 미네랄이 부족하기 때문이다.

그러므로 당질을 비우고 단백질과 철을 충분히 섭취하여 양질의 지질, 적절한 비타민·미네랄을 섭취하면 코로나 블루는 사라질 수 있다.

그 예로 우리 병원에서 진료받은 환자중 한 명은 프로틴과 철제(Ferrum), 항우울제(제이조로프트, 도그마틸)와 항불안제(메이락스)를 처방받고 2주 만에 완전히 안정을 되찾을 수 있었다.

한편, 이번 코로나의 유행으로 의료 전문가가 아니더라도 바이러스의 성질이나 감염증 병태, 또 의료나 건강 지식을 얻은 사람도 많을 것이다. 그리고 TV나 신문, 인터넷에서 의사나 전문가의 다양한 의견을 듣고 "의사가 다 훌륭하기만 한 건 아니구나."라며 한숨을 쉬었을 지도 모른다. 코로나라는 바이러스로 인하여 일본 의료가 지금까지 간과해 온 문제가 드러났기 때문이다.

일본은 대부분의 의사나 전문가들이 코로나 예방과 치료에 효과적인 영양소에 대해 언급한 적이 없다. 반면 해외 정보에 의지하여 비타민 C나 D의 효과에 대한 기사는 있었다. 그 외에는 불확실한 백신이나 치료제에 대한 기대를 내비치는 정도였고 초등학생도 듣고 질릴 정도로 손 씻기 가글을 열심히 하라는 말뿐이었다.

의사 말이 전부는 아니다. 지금까지 영양요법을 공부해온 사람이라면, 이번 사태를 통해 스스로 생각하는 일의 중요성을 다시 한번 실감할 수 있을 것이다. 그것이 바로 자주적인 건강관리로 통하는 길이다.

분자영양학에 대한 지식은 질병 감염에 대한 공포뿐 아니라 실제 감염대책, 중증화 예방을 위해서도 필요하다. 적절한 영양섭취는 감염 후 중증으로 이어질 수 있는 위험을 낮출 수 있는데 이것이 결국 코로나 블루와 멀어질 수도 있기 때문이다.

또한 이번 팬데믹에서는 'PCR 검사'라고 하는 바이러스 검출 기술이 주목받았다. PCR 검사란 코와 입안 쪽에서 채취한 검사대상의 검체를 사용해, 바이러스의 DNA, RNA에 있는 유전자의 일부를 대량으로 복제하여 증폭시키는 것으로, 체내에 바이러스가 존재하는지, 존재하지 않는지를 확실하게 알 수 있는 검사이다(신종 코로나 바이러스는 RNA 바이러스).

이처럼 단시간에 유전자를 대량으로 복제할 수 있도록 한 것이 'PCR(중합 효소 연쇄반응)법'이라 불리는 기술이다. 이 PCR법은 1980년대에 개발되어 분자생물학 분야에서 꾸준하게 사용되고 있다. 또 이 기술이 등장함으로써 인류는 처음으로 DNA를 조종할 수 있게 되었고, 생명의 비밀에 대한 연구가 진행되었다. PCR법이 분자생물학 발전에 큰 영향을 끼친 셈이다.

학문으로서의 분자생물학은 '유전자의 기본 구조는 DNA 분자의 이중나선 구조이다'라는 발견으로 시작했다. 이는 1953년에 미국의 제임스 왓슨과 영국의 프랜시스 클릭이 발견했고, 이 발표는 세계를 놀라게 하였다. 그 후 발견자 중 한 명인 물리학자 클릭이 1958년『센트럴 도그마(생명의 중심원리)』를 발표하면서 생물학은 패러다임의 변화를 맞이하였다.

기존의 생물학은 생물의 법칙성 안에서 그 본질을 찾으려 했다. 하지만 유전자에 대해 밝혀지면서 생물은 DNA에 의해 움직인다는 사실을 이해하게 되었고 이것이 분자 생물학의 확립으로 이어졌다.

그 분자생물학의 발전으로 탄생한 것이 바로 분자영양학이고, 내가 일본에서 가장 존경하는 물리학자인 미쓰이시 이와오 선생이 제창(提唱)하였다. 종래의 생물학이 분자생물학으로 발전했다면, 영양학도 분자생물학 위에 건설되어야 한다는 미쓰이시 선생의 지견에 의해서 제창된 영양학이다. 일명 미쓰이시 이론이라고도 한다.

분자영양학은 DNA분자 단계에서 나타난 몸속의 반응을 바탕으로 필요한 영양을 생각하는 새로운 시대의 영양학이라고 할 수 있다. 또한 분자영양학이 등장하면서 지금까지 우리가 알고있던 영양학은 고전영양학이 되어 버렸다.

그러나 미쓰이시 선생이 분자영양학을 제창한 후, 현재까지 영양학 분야에서 큰 진전은 없었다. 그렇기 때문에 '① 3대 영양소의 균형을 잡아라', '② 비만 대책으로 칼로리 계산을 한다', '③ 비타민은 자연의 식품에 포함되어 있다'는 등의 오래되고 잘못된 정보 그대로 머물러 있는 것이다. 이는 컨디션 난조로 고민하고 있는 사람들의 대다수가 고전적인 영양학 지식 그대로 식사를 하고 있는 것을 보면 알 수 있다.

이처럼 잘못된 영양지식을 따르고 있으면, 당연히 컨디션은 좋아지지 않는다. 이 말을 내가 늘 하는 말로 바꿔 표현한다면 '균형있게 먹고 있는 사람은 모두 영양실조'인 것이다. 균형이라 해도 그 기준은 지금까지 먹어온 것으로 판단한 '경험주의'에 지나지 않고 근거는 애매하기 때문에 **정말로 필요한 영양소의 절대량은 부족하다. 따라서 균형 잡힌 식사가 아닌 DNA 단계의 과학 법칙에 따라 몸속 신진대사 반응에 필요한 영양소를 '절대량 섭취'하는 것이 필요하며, 이것이 건강의 기본이다.**

모든 영역에서 패러다임의 전환이 일어나고 있는 지금이 분자영양학을 통해 건강자율관리로 전환할 필요가 있는 시기라고 생각한다.

　이 책은 그 사명을 다한다는 마음으로 분자영양학에 근거한 나의 실천 방식을 독자 여러분이 이해하기 쉽도록 공개하였다. 우선, 저서 『우울을 지우는 마법의 식사』(레드스톤), 『모든 컨디션 부진은 스스로 고칠 수 있다』(호죠샤)라는 저서에서 주장한 '단백질의 실천적인 부분'은 매우 중요하므로 제1장에서 복습하고 가도록 하겠다. 또 이 책으로 새로운 독자가 되신 분께도 알기 쉬운 실천법을 전하며, 이미 실천하고 있는 분의 궁금한 점이나 새로운 정보에 대해서도 다루었다.

　그 다음 분자영양학과 메가 비타민에 대한 더 깊이 있는 정보는 제2, 3장에서 소개하였다.

　컨디션을 회복할 수 있을뿐 아니라 건강수명을 연장하고 면역력을 높이기 위해, 왜 메가 비타민이 필수인지, 또 어떤 메커니즘이 있는지를 전한다. 또한 각 비타민의 성질을 알면 본인에게 응용이 가능하다는 장점도 있으니, 꼭 확인하고 넘어가도록 하자.

　제4장에서는 분자영양학의 제창자인 미쓰이시 선생은 물론, 정신과 의사인 에이브럼 호퍼(Abram Hoffer) 박사와 과학자인 라이너스 폴링(Linus Carl Pauling) 박사, 의사이자 이학박사인 칼 파이퍼(Carl Pfeiffer) 박사, 현대 미국의 영양학

자인 앤드류 소울(Andrew Soul) 박사 등이 기록한 해외의 분자교정(orthomolecular) 정보에서 특히 지금 시대에 필요한 정보를 선별하였다.

위인, 현인들의 연구와 실천으로 나타난 비타민 C, 비타민 B, 비타민 E, 비타민 D 등의 훌륭한 작용을 알아주었으면 한다. 또한 이러한 작용을 잘 알고 이해한 후에 영양소를 섭취해야 분자영양요법의 효과를 체감할 수 있으며, 실천의 동기 부여도 유지할 수 있다.

마지막 제5장에서는 자주 하는 질문과 답변을 설명을 하였다. 분자영양요법을 이해하였다고 해도 초조하게 생각한 나머지 순서를 넘겨버리거나 효과가 없다며 중간에 포기하는 분들이 있다. 그러나 흔히 생기는 궁금증과 실패를 통해 배운다는 것을 잊지말고, 꾸준히 실천해주었으면 좋겠다.

분자영양요법은 개개인을 더욱 건강하게 만들어 주기 때문에 어떤 병에 걸렸거나 안좋은 곳을 개선시켜 줄 수 있다. 딱히 나쁜 곳이 없는 사람도 시도해 보면 좋다. 한편 단백질과 비타민이 부족하여 않좋은 컨디션이 익숙해진 나머지 '나이를 먹었으니까 피곤한 것도 당연하지 약이 늘어도 별 수 없다'며 포기하는 사람도 많을 것이다.

그러나 분자영양요법을 실천하면 쉽게 피로해지지 않고 신체나이가 달라지며, 피부와 모발이 건강해진다. 또 스트레스나 기후 변화에 좌우되지 않아서 일과 일상생활에 부담없이 집중할 수 있다. 요컨대 젊어지는 것이다. 특히 감염증과 만성질환 역시 잘 걸리지 않게 된다. 중장년 이후의 사람들에게는 당뇨병이나 동맥경화, 암, 치매, 류머티즘, 신경질환 예방에 도움이 된다. 건강수명이 길어지고, 건강하게 활동할 수 있는 기간이 길어지는 것이다.

끝으로 '나이가 들수록 고기는 피하는 것이 좋다'는 등의 낡은 정보에 얽매여 인생의 후반부를 낭비하지 않았으면 좋겠다.

미쓰이시 선생, 해외의 분자교정 의사나, 연구자들이 90세를 넘어서도 건강한 삶을 보내고 있는 것을 보면, 이런 낡은 정보가 잘못된 정보라는 것을 증명하고 있는 셈이다. 또한 이 책에서는 프로틴과 비타민 섭취를 권장하고 있다. 희소가치를 자랑하는 고가의 건강식품과는 달리 어디에나 있는 흔한 프로틴과 비타민제이기 때문에 인터넷에서 양질의 물건을 손쉽게 구매하면 된다.

그렇다면 지금 바로 새로운 지식을 배우고 사고를 전환하여 실천해 보자.

후지카와 도쿠미

목차

제1장

여기를 부탁해!
분자영양학의 방식

단백질을 계속 섭취하고 있는가?

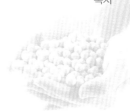

제2장

기초부터 배우는 메가 비타민 ①
수용성 비타민

비타민 C
- 스트레스에 맞서 면역력을 높이다

비타민B군
- 대사를 촉진하고 ATP를 생성한다

비타민A
- 눈과 입의 점막. 상피를 보호해 암을 예방

제4장

분자영양학이 우리를 더 건강하게 만드는 이유

팬데믹을 극복하다

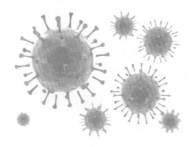

분자영양학의 전망

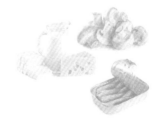

제5장

흔히 생기는 궁금증과 실패집

제 1 장

여기를 부탁해!
분자영양학의 방식

- 단백질을 계속 섭취하고 있는가?
- 단백질 다음은, 무엇을 섭취할까?
- 분자영양요법의 메가 비타민 방식

　　　　　　　　　　　　　　　　66

　단백질은 인간에게 필요한 첫 번째 영양소로, 우리 몸에서 수분을 제외한 70%는 단백질로 되어 있다.

　예전에는 '성장기가 지나면 몸이 완성되기 때문에 단백질을 무리하게 섭취할 필요는 없다'고 말하는 사람도 적지 않았다. 하지만 이는 완전히 잘못된 정보이다. 인간은 단백질 생성과 파괴를 반복하며 동적 평형으로 유지하는 생명체이기 때문이다.

　미쓰이시 선생은 '단백질에 생명이 있다'고 했다. 저단백식을 하면 생명을 단축하고 건강이 나빠질 수 있다. 따라서 단백질은 제대로 알고 섭취하는 것이 중요하다.

　　　　　　　　　　　　　　　　99

단백질을
계속 섭취하고 있는가?

▶ 프로틴 섭취가 건강 수준을 향상시킨다

사람이 살아가는데 필요한 에너지를 얻기 위해 가장 중요한 생명 활동은 '대사(代謝)'이다. 따라서 대사를 월활하게 하기 위해서는 단백질, 그리고 철과 비타민 등의 영양소가 필요하다. 그 영양소가 채워지지 않으면 대사로 얻을 수 있는 에너지가 적어지기 때문에 몸이 나른하고, 무겁고, 또 힘든 상태가 계속되어 무언가를 하는 것이 귀찮아진다. 그리고, 기력이 없는 나날을 보내게 된다.

이런 부진의 이면에는 '대사 장애'가 있다. 영양이 충족되지 않은 질적 영양실조 상태가 계속 되면, 대사 장애가 심해진다. 이를 원인으로 조현병, 당뇨병, 교원병(膠原病), 아토피 피부염, 신경난치병, 류머티즘, 암 등 그 외 각종 만성질환에 시달리게 된다. 이러한 만성질환은 갑자기 생기는 것이 아니다.

신진대사 장애에 의해 발생하는 증상은 동양의학에서 '미병(未病)이라고 불리지만, 분자영양학에서는 '건강 수준이 낮다'라고 표현한다. 분자영양학을 확립한 물리학자 미쓰이시 이와오 선생은 본인에게 적절한 영양소를 풍부하게 섭취함으로써 '사람은 건강 수준을 향상시킬 수 있다'고 말한다.

건강 수준은 사람마다 각각 다르다. 왠지 기운이 없는 사람, 컨디션 난조에 시달리는 사람, 딱히 나쁜 곳은 없지만 체력을 올리고 싶은 사람, 질병을 예방하고 싶은 사람 등 다양하다.

그렇다면 왜 사람마다 건강 수준이 다른 것일까? 그것은 분자영양학에서 말하는 '확률적 친화력(대사효소의 작용 방식이 사람마다 다른 것)'에 개인차가 있으며, 일정 수준 이상의 신체기능을 유지하기 위해 필요한 영양소의 양이 다르기 때문이다.

  따라서 건강 수준 향상의 첫 걸음은 단백질을 충분하게 섭취하는 것, 즉 프로틴을 매일 먹는 것이다. 물론 『우울을 지우는 마법의 식사』(레드스톤)에서도 말했듯이 의식적으로 단백질이 풍부한 고기나 계란을 먹는 것이 중요하다. 하지만 단백질을 충분히 섭취하려면 식사만으로는 한계가 있다. 그래서 프로틴이 꼭 필요하다.

▶ 최고의 지표는 이것! 식품에 포함된 단백질의 평가

  필요한 단백질의 양은 일반적인 '아미노산 점수'보다는 '프로틴 점수'로 환산하는 것이 좋다.

  참고로 최근에는 한층 더 진화된 단백질 평가지표인 'PDCAAS(Protein Digestibility Corrected Amino Acid Score)단백질 소화율 교정 아미노산 점수)'라는 것이 있다. PDCAAS는 실제로 소화 흡수되어 체내에서 사용되는 단백질 비율을 환산한 것으로, 최대 1.00까지 수치화시켜 보여준다. 또 'DIAAS(Digestible Indispensable Amino Acid Score, 소화 가능 필수 아미노산 점수)'라는 지표도 있다. 이것은 1.00까지 밖에 수치화할 수 없었던 PDCAAS의 과제를 해결한 지표이다. 사실 고기든 계란이든 단백질량이 높은 것은 확실하다. 최신 평가방법이라도 평가 성향은 바뀌지 않기 때문이다. 그러니 일반인들은 너무 예민해하지 말고 지금까지 하던 것처럼 단백질 점수를 기준으로 하여 단백질 섭취량을 조절하는 것이 좋다.

섭취가 필요한 단백질은 자신의 체중×1g이 하루 최소한의 양이다. 예를 들어 몸무게가 60kg이라면 하루 최소한 60g의 단백질이 필요하다.

프로틴 점수로 환산한 단백질 양은 계란 3개에 20g, 소고기 200g에 30g이므로, 체중 65kg인 남성이라면 계란 3개+소고기300g은 섭취해야 한다. 또 딱히 몸이 나쁘지 않고, 그저 건강 유지가 목적이라면 하루에 체중×1g이 아니라 여유있게 체중×1.5~2g은 섭취하는 것이 좋다. 또한 성장기의 중고생, 임신, 수유기의 여성인 경우는 확실히 체중×1.5g의 단백질이 필요하며, 만성질환 회복을 목표로 하면 하루 체중×2g의 단백질이 필요하다.

단백질 섭취의 과잉을 두려워할 필요는 없다. 1일 체중×4.4g까지는 안전하기 때문이다. 성인 남성(체중65kg)이라면 계산상으로는 65kg×4.4g=286g의 단백질에 해당한다.

단백질을 10g 섭취하기 위한 필요량

소고기 65g	전갱이 56g	콘플레이크 690g
돼지고기 83g	청새치 48g	쌀밥 650g
닭고기 55g	새우 86g	식빵 280g
양고기 68g	명란 60g	우동 690g
치즈 50g	달걀 79g(1.5개)	메밀 360g
정어리 63g	된장 160g	오트밀 100g
연어 58g	두부 330g	감자 1097g
꽁치 52g	우유 470g	

각 식재료 100g 중 단백질 함유량

쌀밥 1.5g	달걀 12.7g	표고버섯 0.3g
식빵 3.5g	우유 2.1g	정어리 15.9g
우동 1.5g	치즈 20.9g	꽁치 19.2g
메밀 2.8g	콩 19.2g	연어 13.2g
소고기 15.4g	두부 3.1g	참치 20.8g
돼지고기 12.1g	된장 6.2g	
닭고기 18.3g	옥수수 1.9g	

이것은 단백질이 90% 함유된 프로틴 1kg을 3일 만에 모두 마시는 양이다. 그러나 이렇게 마실 수 있는 사람은 실제로 없고, 마셔도 소화 흡수가 안 된다. 그러므로 단백질 섭취로 인해 단백질이 과잉되는 경우는 없다.

➤ 프로틴 규정량, 하루 20g(60cc)×2회는 먹고 있는가?

우선 프로틴을 먹고, 또 먹자. 이것저것 고민하느니 프로틴을 섭취하면서 공부하는 것이 효율적이다. 우리 병원에서는 남녀 모두 1일 20g(60cc)×2회 프로틴을 섭취하도록 권하고 있다. 왜냐하면 1회 만으로는 체내에서의 효과가 오래 가지 않기 때문이다.

1일 20g(60cc)×2회를 섭취하면 확실히 효과가 좋다. 물론 1일 60g~ 100g의 프로틴을 섭취하는 것이 가장 좋겠지만, 처음에는 무리하지 말고 우선은 규정량을 마시자.

프로틴은 60cc의 양이 20g이다. 프로틴 제품에 따라 단백질 함유량은 다르지만, 어떤 제품이든 프로틴 20g(60cc)을 1일에 2회 복용해야 한다. 아침저녁으로 12시간마다 프로틴 먹는 습관을 들이자.

그러나 식사량이 적은 사람, 장기간 단백질이 부족했던 사람은 속이 메슥거려 규정량의 프로틴을 먹기 힘들고, 배탈이 날 수도 있다. 주로 여성들에게 많이 나타나는데, 이것 역시 단백질 부족이 원인이다. 장기나 효소도 단백질에서 만들어지기 때문에 단백질이 부족하면 소화 흡수 기능이 잘 작용하지 않는다.

따라서 이런 사람은 1일 5g(15cc)×3회로 시작하여 프로틴을 서서히 늘려나가도록 하자. 또한 단백질 부족은 지금까지의 식습관이나 기초 질환의 유무에 따라 바로 해소되지 않을 수 있기 때문에 꾸준히 마시는 것이 중요하다.

이처럼 프로틴 규정량은 1일 20g(60cc)×2회로, 고기와 계란을 의식한 고단백식은 가능하면 체중×1.5g 정도로 설정하여 단백질 섭취한다면, 다음과 같은 효과를 얻을 수 있다.

● 약의 효과가 압도적으로 좋아진다

몸의 대사가 좋으면 약의 효과도 좋아진다. 약에는 대사 효소를 저해하는 성분이 들어 있는데, 대사효소 단백질이 충분하다면 이와 상관없이 대사가 좋아지고 소량으로도 약의 효과를 볼 수 있다. 즉 투여량이 적어지면서 부작용도 줄일 수 있는 것이다.

● 철 부족을 보충하는 철분제(킬레이트 철)를 먹도록 하자

빈혈이면서 단백질이 부족한 여성들 중에는 철분제를 먹었을 때 속이 메스껍고, 효과가 지속되지 않는 분들도 있다. 하지만 이러한 현상은 단백질 부족을 해소하면 개선이 된다. 또한 프로틴을 먹으면 페리틴이 쉽게 늘어난다.

여기서 페리틴 값은 그 사람이 '저장한 철의 양'을 나타내는 수치이다. 식사가 저단백식(게다가 프로틴도 먹지 않는다)이면 철분제를 먹어도 페리틴이 올라가지 않고 반대로 내려갈 수도 있다.

● 메가 비타민 시작이 가능하면 효과도 쉽게 나온다

대사에 필요한 효소는 '주효소(단백질)+보효소·보인자(비타민, 미네랄)'로부터 얻을 수 있다. 즉 규정량의 프로틴을 꾸준하게 섭취한다면, 메가 비타민을 시작할 수 있어 비타민, 미네랄의 효과가 잘 나타난다.

다시 말해, 우선 프로틴을 1일 20g(60cc)×2회 규정량에 맞게 꾸준히 섭취해야 한다는 것이다.

이렇게 하면 피부와 눈에 생기가 돋을 뿐만 아니라 쉽게 피로해지지 않고 움직이기 편할 것이며, 주변 사람들에게 요즘 굉장히 건강해 보인다는 말을 듣게 될 것이다.

〈현재 나의 프로틴 1일 섭취량〉

아침에는 집에서 30g, 점심에는 병원에서 40g, 저녁에는 ES 폴리타민(처방약EAA) 2g×2포를 섭취하고 있다.

▶ 프로틴 선택 방법

프로틴은 크게 나눠 유청 프로틴과 소이 프로틴이 있지만 우리 병원에서는 유청 프로틴을 권하고 있다. 내가 말하고 있는 프로틴 효과는 소이 프로틴이 아닌, 유청 프로틴에서 얻을 수 있기 때문이다.

유청 프로틴은 크게 나눠 WPC와 WPI라는 종류가 있다. 이 둘의 차이는 유당의 포함 유무인데, WPC에는 유당이 포함되어 있고, WPI는 유당이 완전히 제거되어 있다. WPI 쪽이 정제에 시간이 많이 걸리므로 값은 비싸지만, 유당불내성인 사람은 WPI가 좋다.

다만 스스로 '유당불내성이라서 배탈이 난다'라고 생각하는 사람들 중에는 단백질 부족이 원인인 경우가 많기 때문에 WPC로 선택하여도 상관없다.

유청 프로틴이라면 어느 브랜드 제품이든 OK이다. 따로 추천하는 프로틴 브랜드는 특별히 없다.

〈참고 : 내가 자주 이용하는 프로틴〉

맥비, 비레전드, 다이마타이즈, 파인랩, 벌크스

▶ EAA(필수 아미노산)만을 대량으로 섭취하면 부작용이?

근력 트레이닝을 꾸준히 하는 사람을 중심으로 단백질 보충제인 EAA(Essential Amino Acid, 필수 아미노산)의 유용성이 주목을 받았다. 원래 나는 EAA보다 프로틴을 권하는데, '

프로틴은 많이 못 먹지만, EAA라면 소량으로도 필수 아미노산을 섭취할 수 있으니 그걸 먹고 싶다'고 말하는 분들도 있다.

일단 선입견 없이 시판되고 있는 EAA와 ES 폴리타민(처방약 EAA)을 1일 2g×2회 섭취할 것을 권하며, 잠시 시험해 보기로 하였다.

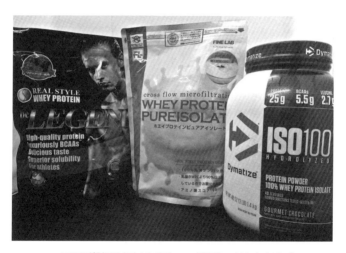

프로틴(왼쪽부터 비레전드, 파인랩, 다이마타이즈)

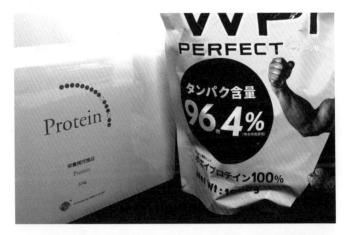

프로틴(왼쪽부터 멕비프로, 벌크스 유청 프로틴 WPI퍼팩트)

하지만 나는 단백질 섭취의 기본은 프로틴이라고 생각하기 때문에 환자 분에게 어디까지나 프로틴과 병용하도록 이야기 한다. 그리고 프로틴이 서포트의 역할을 한다면 EAA는 좋은 보충제의 역할을 한다고 느끼고 있다.

그런데 EAA가 효율적으로 필수 아미노산을 섭취할 수 있다고 하여 프로틴은 섭취하지 않고 EAA만을, 심지어 대량으로 섭취하는 분들이 많아졌으며, 이에 따라 부작용을 호소하는 분들도 늘어났다. 대량으로 먹기 시작한 초기에는 효과가 좋았지만, 2~3개월 지속되면 우울증이나 경조 증상이 증가하는 모습을 볼 수 있었다.

이러한 증상을 해소하기 위해서는 '비타민 B6, 비오틴, 기타 비타민과 미네랄을 첨가해야 한다'는 등 다양한 주장이 페이스북, 트위터 등 SNS를 통해 등장하였다.

EAA 패러독스가 일어나는 메커니즘

여기서 아미노산의 기본 지식을 다시 살펴보자. 단백질은 20가지 아미노산이 결합하여 만들어지고 있으며, 아미노산은 크게는 '필수 아미노산'과 '비필수 아미노산'으로 나뉜다. 체내에서 합성할 수 없기 때문에 반드시 음식에서 섭취해야만 하는 9가지를 필수 아미노산(EAA: essential amino acids)이라고 부르며, 내에서 합성할 수 있는 11가지를 비필수 아미노산(NEAA: non-essential amino acids)이라고 부른다.

● 필수 아미노산 (EAA)

이이소류신, 류신, 트립토판, 라이신, 메티오닌, 페닐알라닌, 히스티딘, 트레오닌, 발린(어린이는 여기에 아르지닌을 더한 10가지)

● 비필수 아미노산(NEAA)

아르기닌, 글리신, 알라닌, 셀레늄, 티로신, 시스테인, 아스파라긴산, 글루타민, 프롤린, 아르파르트산, 글루타민산

『우울을 지우는 마법의 식사』(레드스톤)에서도 소개한 '필수 아미노산 나무통 이론'을 알고 있는 분이 많을 것이다. 나무통 이론이란 나무통에 1장이라도 낮은 통판이 있으면 거기까지 밖에 물이 안 들어가는 것을 뜻한다.

이와 마찬가지로 아미노산도 가장 부족한 필수 아미노산 수준으로민 체내에서 단백질로 사용할 수 있는 것이다. 앞서 말한 단백질 점수 등 단백질 평가에서도 9가지 필수 아미노산의 균형을 맞추면 높은 점수가 된다.

그렇기 때문에 '필수 아미노산만 잘 섭취하면 된다'라고 생각하는 사람들도 있을 것이다. 그러나 그 전제 조건으로 비필수 아미노산의 존재를 잊어서는 안 된다. 비필수 아미노산은 체내에서 합성할 수 있지만 그것이 '꼭 섭취하지 않아도 된다'라는 뜻은 아니기 때문이다. 체내에서 합성되는 비필수 아미노산은 필수 아미노산을 원료로 하고 있다. 따라서 '필수 아미노산의 나무통 이론'은 비필수 아미노산이

충분하다는 것이 대전제임을 잊지 말자. 또한 단백질 점수도 비필수 아미노산을 충분히 섭취할 수 있다는 전제 하에 각 필수 아미노산 필요량을 평가한 것이다.

만약 프로틴을 섭취하지 않고 EAA만을 대량으로 섭취하게 되면, EAA가 비필수 아미노산을 합성할 때 체내에서 소비하게 되어 필수 아미노산이 부족하게 된다. 즉 EAA만의 대량 섭취는 결국 필수 아미노산의 부족을 일으키며 'EAA 패러독스'가 발생하는 원인이 되는 것이다. 거듭 말하지만 비필수 아미노산은 '몸에 불필요한 아미노산'이 아니라 '몸에 필요하지만 필수 아미노산에서 합성 가능한 아미노산'임을 잊지 말자.

또 프로틴을 섭취하지 않고 EAA만 섭취하면 세로토닌, 도파민, 노르아드레날린의 불균형을 일으키게 된다. 그 결과, 우울 증상이 일어나게 된다. 그렇기 때문에 프로틴을 먹지 못하는 사람은 EAA를 대량 섭취하는 것만은 반드시 피해야 한다. 소량이라도 프로틴을 먹는 것부터 시작하는 것이 기본이다. 또한 프로틴 양이 부족한 채로 EAA를 밤에 먹으면 잠이 안 올 수도 있다. 따라서 EAA는 낮에 먹는 것이 좋으며, 가장 좋은 대책은 역시 프로틴을 충분히 섭취하는 것이다.

▶ 안전한 EAA 섭취 방법

1일 10g 이하의 EAA라면, 식사로 비필수 아미노산을 보충할 수 있기 때문에 안전하다. 또한 처방 받은 EAA의 ES 폴리타민 역시, 1일 2g×3회는 안전하다.

하지만 1일 10g 이상의 EAA를 섭취하는 경우, 체내 아미노산의 균형을 맞추기 위해 비필수 아미노산도 그에 상응하는 양이 필요하다. 그러나 식사만으로는 이를 보충할 수 없기 때문에 EAA의 5~10배의 프로틴을 병용하는 것이 좋다. 즉 프로틴을 1일 20g(60cc)×2회 먹는 경우는 EAA 2g×2~3회를 더하는 식인 것이다.

프로틴과 EAA의 조합은 현재 프로틴 1일 20g(60cc)×2회 +ES 폴리타민(처방약 EAA) 2g×2~3회를 권장하고 있다. 물론 트레이너와 함께 근육 트레이닝을 하고 있는 사람이나 평소 자신의 몸 상태를 잘 관찰하고 영양에 대해 공부하고 있는 사람은 EAA를 먹어보는 것도 좋지만, 프로틴이 처음인 사람, 건강 유지가 목적인 일반인은 굳이 EAA를 더

할 필요가 없다. 다만, 질환을 가지고 있는 경우는 다르다. 질환이 있는 경우, 프로틴 만의 복용보다 프로틴+ES 폴리타민이 효과가 빠르다고 생각한다. 최근에는 기립성 조절장애(OD), 주의력 결핍·과잉행동장애(ADHD) 등 모든 환자에게 ES 폴리타민을 병행하여 치료 효과를 올리고 있다.

▶ 프로틴 섭취와 당질 제한을 동시에 시작

다시 말하지만 프로틴 규정량인 1일 20g(60cc)×2회를 꾸준하게 섭취하는 것이 건강을 위한 첫걸음이다. 그리고 프로틴을 먹기 시작하면 당질제한도 세트로 함께 시작해야 한다. 당질 과다는 만병의 근원이다. 그렇기 때문에 우리 병원에서 실시하는 분자영양요법은 당질 제한+단백질 보급부터 시작한다.

우선 과자나 달콤한 주스를 제한하고 쌀밥과 면류, 그리고 빵을 반으로 줄인다. 당연히 당질을 줄인 만큼 고기나 생선, 계란, 치즈 등은 늘릴 수 있기 때문에 배가 고프지는 않을 것이다.

이처럼 고기나 생선, 계란 등을 늘린 식사로 단백질을

충분히 섭취하면서 프로틴 규정량을 섭취하면 당질 제한
은 힘들지 않다. 단백질이 충족되어 '단 것이 먹고 싶다'거
나 '쌀밥을 배부르게 먹고 싶다'는 욕구가 줄어드는 것이다.

▶ 오랫동안 아팠거나 고령자인 경우 개선 속도가 늦다

분자영양요법의 효과가 나타나지 않는 사람의 대부분은,
오랫동안 아팠던 사람이다. 이는 중도의 단백질 부족 기간
이 길다는 것을 의미한다. 또한 발병 후 10~20년이 경과된
경우는 개선에 상당한 시간이 걸린다. 공황장애를 20년 동
안 앓고 있던 사람은 약을 반으로 줄이기까지 2년의 시간
이 필요하였다.

또 영양요법의 효과는 연령에 따라 좌우된다. 어린 시절
에는 빨랐던 대사회전 속도가 나이가 들면서 떨어지기 때
문이다. 대사가 어느 정도 떨어질지는 피부의 '턴 오버 기
간'을 기준으로 하면 예상할 수 있다.

새로운 피부, 즉 묵은 각질이 떨어져 나가고 새로운 각질
이 올라오는 턴 오버 기간은 20살이 28일, 50세가 100일,
70세가 200일이다. 3회의 턴 오버 기간이 지나야 병의 증

상이 개선된다고 가정했을 때 20세는 3개월, 50세는 1년, 70세는 2년이 걸린다는 계산이 나온다. 그러니 너무 조급해하지 말고, 당질을 줄이면서 단백질을 꾸준히 섭취하자.

► 단백질의 충족도는 무엇으로 판단할까?

나는 단백질의 충족도를 BUN(Blood Urea Nitrogen, 혈액 요소 질소) 수치로 판단한다. BUN이란 혈액 속 요소질소를 의미하며, 체내 질소량, 즉 단백질량을 나타낸다. 일반적인 건강 검진에서도 신장 기능을 진찰하기 위해 BUN 수치를 측정하는데, 이 수치가 낮으면 단백질 부족하다는 뜻이다.

다만 일반적인 단백질 충족도는 알부민 수치(Alb)로 판단한다. 알부민이란 혈청 중 단백질의 농도를 측정하는 수치이며 정상 수치는 4·2 이상으로, 3·5 이하의 경우는 어떤 질병이나 영양장애를 의심해 볼 수 있다.

이렇듯 단백질 충족도를 판단하기 위해 먼저 BUN 수치를 보는 이유는 알부민 수치보다 더 민감하게 단백질 부족을 나타내기 때문이다. BUN의 정상 수치는 20이다. 그러나 프로틴을 먹어도 BUN 수치가 잘 안 올라가는 여성들도 많다. 보통 프로틴을 2주 정도 섭취하면 BUN 수치가 급상승하지만, 프로틴을 끊으면 2주 후에는 저하되는 경향이 있다. 그 때문에 BUN 수치는 어디까지나 단기적으로 '질소량이 채워져 있는지 아닌지'를 나타내는 지표이다.

즉 BUN 수치가 낮으면 확실히 단백질이 부족하지만, BUN 수치가 높다고 해서 단백질도 높은 것은 아니다. 반면 다른 지표인 알부민, 그리고 GOT, GPT, γGTP가 낮으면 단백질이 부족한 것은 분명하다.

30년간 단백질이 부족했을 만큼 계속 소식을 했던 여성은 이 수치들이 개선되기까지 최소 수 개월~수 년이 걸리는 경우가 많다.

참고로 우리 병원에서는 알부민 4·2 이상, GOT, GPT, γGTP는 20 전후가 이상적이라고 판단하고 있다.

▶ 단백질 과잉 섭취는 일어나지 않는다

그럼에도 아직 단백질을 어느 정도까지 먹을 수 있냐고 묻는 분들이 있다. 앞서 말했듯이 마구 먹어도 소화 흡수되지 않고 몸 밖으로 나오기 때문에 과잉 섭취에 대한 걱정은 하지 않아도 된다. 단백질이 부족한 사람은 많아도 단백질이 과잉인 사람은 보지 못하였다. 대부분의 사람들이 '심각한 단백질 부족', '중도 단백질 부족', '경도~중등도 단백질 부족' 중 하나로 분류되었으며, 단 한 번도 '단백질 과잉'인 사람은 볼 수 없었다.

다시 말하자면 단백질 섭취(1일)는 체중×4.4g까지 안전하다. 즉 체중 50kg인 사람이라면 220g까지는 먹어도 괜찮다는 것이다. 프로틴 함유율이 70%인 제품 1kg을 3일 만에 다 먹는 속도가 되어야 단백질 과잉이라는 계산이 나온다. 그러나 그렇게까지 먹을 수 있는 사람은 없을 것이다. 보통 식사를 하는 사람이 조금 많이 섭취하는 정도로는 아직 부족하다. 따라서 과잉 섭취를 걱정할 필요는 없다.

끝으로 단백질 부족의 기준을 간단하게 알아보도록 하자.

● 심각한 단백질 부족, BUN 수치 10 이하

BUN 수치 10 이하는, 1일 20g(60cc)×2회 규정량의 단백질을 먹지 못한 상태를 말하며, 여성 환자의 경우 2명 중 1명, 남성 환자의 경우 극히 일부가 여기에 해당된다.

● 중도 단백질 부족, BUN 수치 10~15

규정량의 프로틴을 먹었지만, BUN 수치가 오르지 않는 상태이다. 이런 경우에는 무리하지 않는 범위에서 프로틴 양과 고기, 계란을 꾸준히 늘려주면 된다.

●경도~중경도 단백질 부족, BUN 수치 15~20

규정량의 프로틴을 계속 섭취하면 BUN 수치가 20을 초과한다. 이는 체내의 N(질소)이 충족되어 소변으로 빠져나오는 상태로, 이 상태가 가장 이상적인 수치이며 단기적으로는 단백질 부족이 해소되었다고 판단한다.

다만 다른 단백질량을 재는 기준이 되는 알부민 값, GOT, GPT, rGTP가 낮은 값이면, 체내의 단백질 부족은 해소되지 않으므로 방심은 금물이다.

➤ 당질을 줄이고 양질의 지방산을 섭취한다

프로틴을 먹기 시작하면 당질제한을 편하게 느끼는 사람이 많을 것이다. 다만 처음에는 백미나 면의 양을 반으로 제한하는 등 서서히 당질을 줄여 나가는 것이 좋다.

　다이어트 목적으로 갑자기 당질을 제로로 만드는 사람도 있지만, 이는 에너지가 부족하여 건강을 해칠 위험이 크다. 따라서 당질량은 수개월 이상에 걸쳐 1식 40g 이하, 언젠가 20g 이하를 목표로 하는 것이 좋다.

　또한 당질제한을 할 때 의식해야 할 것은 양질의 지방산을 섭취해야 한다는 것이다. 지방산은 지질의 주요 구성요소로서 다른 여러 형체의 물질과 결합하여 지질을 만들고 있다. 또 지방 및 지방산은 체내에서 에너지원이 되기도 하고 세포막이나 호르몬의 원료가 되기도 하며, 지용성 비타민의 흡수 촉진에도 필수적이다.

　지방산은 크게 포화지방산(고기나 버터, 생크림 등에 풍부)과 불포화지방산으로 나뉘며, 불포화지방산은 오메가3 지방산(생선이나 아마씨유, 들기름에 풍부), 오메가6 지방산(콩기름이나 콘유 등에 풍부), 오메가9 지방산(올리브유 등에 풍부)의 3가지로 나뉜다.

　이중 체내에서 합성할 수 없는 필수 지방산은 오메가3 지방산과 오메가6 지방산이다. 특히 부족해지기 쉬우니 의식하여 섭취해야 할 것은 오메가3 지방산이다. 또한 당질 제한을 하면서 꼭 피해야 할 것은 마가린이나 과자류 등 가공품에 많이 사용되는 '트랜스 지방산'이다. 지방산에 대해서는 『우울을 지우는 마법의 식사』(레드스톤)에 상세히 기술되어 있으니 함께 참조해 주기를 바란다.

▶ 대부분의 콜레스테롤 저하제는 불필요하다

지방산 이야기에 이어 같은 지질인 콜레스테롤에 대해서 궁금해하는 분들이 많으니 살펴보자. 결론부터 말하자면 '가족성 고콜레스테롤혈증'을 진단 받은 사람이 아니라면 총 콜레스테롤 수치를 낮출 필요가 전혀 없다.

혈액검사 결과에서는 총 콜레스테롤 수치가 219 이상이면 위험으로 나와 있는데, 이것은 잘못된 정보이다. 나쁜 콜레스테롤이라고 불리는 LDL-콜레스테롤(LDL-C)도 일본에서는 140 이상부터가 위험수준 이지만, 한국에서는 160, 미국에서는 190 이상이 위험이다.

폐경 후 대부분의 여성은 콜레스테롤 수치가 올라가지만 방치해 두어도 전혀 상관없다. 오히려 총 콜레스테롤 수치가 높은 사람이 더 건강하고 장수한다. 반대로 150 이하의 낮은 수치인 경우에는 우울증, 암을 일으키는 경우가 많다.

또한 우리 병원에서는 단백질을 섭취하는 식재료로 계란

을 많이 권장하고 있다. 어떤 이유로 프로틴을 못 먹는 사람에게 매일 계란 5개를 먹도록 하였더니 증상이 개선되었다. 예전에는 계란이 콜레스테롤 수치를 높인다는 이유로 외면당하였다. 하지만 매일 계란 10개를 한달 동안 꾸준히 먹어도 콜레스테롤은 올라가지 않았고, 올랐다고 해도 문제없는 범위의 수치였다.

그래서 우리병원에서는 콜레스테롤을 강력하게 저하시키는 스타틴 계열의 고지혈증 치료제는 일절 처방하지 않는다. 유해무익하기 때문이다. 검진서 등을 지참하여 고지혈증 치료를 희망하는 분에게는 오메가3 지방산을 섭취할 수 있는 로트리가나 에파델을 처방하고 있다. 수치를 낮추는 효과는 별로 없지만, 치료를 통해 환자를 안심시킬 수 있다면 좋은 것이다. 또 가족성 고콜레스테롤혈증으로 LDL-콜레스테롤이 높고, HDL-콜레스테롤(HDL-C)이 낮은 사람에게는 나이아신을 추천한다. 나이아신에는 총 콜레스테롤과 함께 LDL-콜레스테롤의 중성지방(TG)을 낮추고, HDL-콜레스테롤을 올리는 효과가 있다. 특히 HDL-콜레스테롤을 올려주는 물질은 이 세상에 나이아신 밖에 없다.

하지만 나이아신은 '나이아신 플래시'와 같은 부작용도

있으므로 올바른 지식을 가지고 먹는 것이 중요하다. 복용
시 주의할 점은 제 5장을 참조하기 바란다.

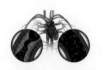

단백질 다음은 무엇을 먹을까?

▶ 철 부족 대책! 페리틴 목표치 150으로 업데이트

나는 심료내과 임상 현장에서 여성의 '철 부족'에 대해 알게 되었다. 우울증이나 공황장애 증상으로 고민하는 대부분의 여성은 철을 투여하면서 증상이 순식간에 개선되었기 때문이다. 그 후에 분자교정이나 당질제한 등 영양관련 서적을 읽으면서 분자영양학과 만나게 된 것이다.

빈혈의 지표는 헤모글로빈 수치로 나타나지만, 이것은 혈액 중 철분을 나타내는 값이기도 하다. 따라서 몸 안에 저장되어 있는 철의 양을 나타내는 페리틴 수치를 체크하는 것이 중요하다.

페리틴이란 몸 조직의 세포질에 존재하여 철과 결합해 있는 단백질 중의 하나이다. 철이 채워진 경우를 돈에 비유하면 헤모글로빈 수치는 지갑의 돈, 페리틴 수치는 지금까지 저금한 돈을 나타낸다. 저금한 돈이 없는 경우 가계가 유지되지 않는 것처럼 철이 모이지 않으면, 몸과 마음의 건강을 유지할 수 없다. 그렇기 때문에 나는 우울증, 공황장애 증상을 호소하는 대부분의 여성환자가 페리틴 수치가 현저하게 낮은 '잠재성 철 결핍증'이라고 생각한다. 따라서 마음의 병으로 진단받은 사람 중에는 잠재성 철 결핍증도 많을 것이며, 잠재성 철 결핍증으로 인해 마음의 병에 걸려 있는 사람도 있을 것이다.

특히 월경을 하는 젊은 여성은 매달 혈액과 함께 철분을 배출하게 되고, 심각한 만성 철 부족 상태에 빠지게 된다. 이유가 분명치 않은 초조함이나 나른함, 월경전 증후군(PMS) 발병의 대부분은 철 부족이 원인이다.

철 부족 증상은 다음과 같다.
- 집중력이 떨어지며, 쉽게 짜증이 난다
- 사소한 것이 신경 쓰인다

- 아침에 일어나기 힘들다
- 자꾸 얼음을 깨물어 먹는다
- 어지럼증, 현기증, 이명, 편두통
- 마디마디의 통증(관절, 근육), 요통
- 인후 위화감
- 냉증
- 출혈(멍), 콜라겐 저하(피부, 모발, 손톱, 기미), 여드름, 피부염
- 불임
- 하지불안증후군(RLS: Restless Legs Syndrome, 근질근질 다리 증후군)

우리 병원에서는 페리틴 수치가 100 미만인 사람에게 철분제를 처방하고 있다. 일반적인 의사는 철 과잉을 지적하며 '페리틴 수치 100은 위험하다'라고 하지만, 이것은 무지(無知)에서 하는 말이다.

나는 임상 실험을 거듭하면서 페리틴 수치 관련 사례가 늘어나자 이전까지 목표 값으로 삼았던 페리틴 수치 100으로는 부족할 것 같다는 생각이 들었다. 페리틴 수치가 100이 되어 철분제를 끊자 안 좋아지는 사람도 나왔기 때문이다.

따라서 좀 더 높은 값을 목표로 하는 것이 좋다고 판단하고 있다. 여성은 150정도, 남성은 200정도까지 철분제를 지속적으로 복용할 때 건강한 상태를 유지할 수 있다고 생각한다.

철분제는 저렴하고 효과가 좋은 킬레이트 철이 좋다. 또한 철 과잉증은 철제 주사를 여러 차례 접종하는 것이 아니라면 일어나지 않는다. 지금까지 킬레이트 철을 투여해온 4,000여 명의 환자 중, 철 과잉증을 겪은 환자는 단 한 명도 없었다.

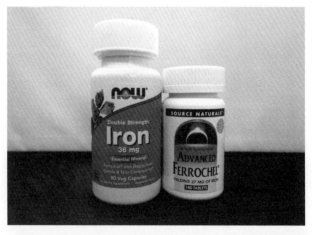

철(킬레이트 철, 왼쪽부터 Now 아이언 36mg, 소스 내추럴 펠로켈)

마그네슘은 300가지의 화학 반응에 관여한다

APT 합성 과정에서 철은 필수적인데, 사실 마그네슘도 빠뜨려서는 안 된다. ATP를 많이 만드는 '호기성 해당(구연산회로+전자전달계)'에서 마그네슘이 담당하는 역할은 크다. 그러므로 여기서는 마그네슘에 대해 설명하도록 하겠다.

생명은 철이 보인자인 대사에서 진화하여 마그네슘과 아연을 보인자(保因者)로 하는 대사, 그리고 비타민을 보효소라고 하는 대사를 획득했었다. 이는 철은 물론, 마그네슘이 부족할 때 비타민을 섭취하면 효과가 나타나지 않는다는 것을 의미한다.

또한 마그네슘은 단백질 합성에도 사용되어 면역세포 능력 발병에 관여하고 있다.

미국 국립위생연구소(NIH)에 따르면, 마그네슘은 체내 300개 이상의 생화학 반응에 필요한 보인자로, 정상적인 근육과 신경 기능을 유지한다. 또한 심장의 리듬을 안정시키고 건강한 면역 시스템을 지원하며, 뼈를 강하게 유지하기 위해 필요하다.

마그네슘이 부족하면 심장병, 당뇨병, 암, 뇌졸중, 골다공증,

관절염, 천식, 신장결석, 편두통, 월경전 증후군(PMS), 눈꺼풀이나 하지근육의 경련을 일으킨다. 그러나 마그네슘을 충분히 섭취하면 이러한 증상이 개선된다. 특히 고혈압 억제, 심혈관 질환 예방, 당뇨병 개선, 규칙적인 두통 완화, 천식 발작의 중증도를 억제하며, 월경전 증후군 증상 완화 등 많은 연구가 효과를 증명하고 있다.

➤ 보충제는 산화마그네슘 이외의 마그네슘을

칼슘과 마그네슘은 길항작용(antag onism)이 있는 성분이다. 기존에는 칼슘 2:마그네슘 1의 균형이 좋다고 했으나 현재는 1:1이 바람직하다고 알려져 있다. 또 칼슘을 강화하는 식품은 증가하고 있는 반면, 마그네슘을 강화시키는 식품은 부족하다. 그리고 일반적으로 칼슘 부족보다 마그네슘이 부족한 경우가 많기 때문에 의식적으로 더 섭취할 필요가 있다. 그렇기 때문에 마그네슘을 강화시키는 식품 역시 늘려야 한다. 또한 마그네슘은 어패류, 해조류, 견과류, 밀배아, 통밀에 많이 함유되어 있고, 코코아에도 함유되어 있다. 밀이나 쌀은 정제 과정에서 마그네슘이 가장 먼저 빠져나오고 있다.

'엡솜솔트'라는 입욕제는 마그네슘을 피부로 흡수(경피흡수)될 수 있게 도와준다. 또한 따뜻하게 데워지기 때문에 발한 작용의 효과도 있다. 이때 150~300g 정도의 입욕제를 사용한다.

마그네슘을 보충제로 섭취할 경우, 산화마그네슘은 효과가 부족하므로 구연산 마그네슘, 글리 신산 마그네슘, 킬레이트화 마그네슘 등을 선택하면 된다. 보충제로 필요한 양은 200~1,200mg이다. 또한 마그네슘은 완하제로 사용되기도 하며, 사용하기 전 최대량을 섭취하면 된다.

이처럼 미네랄은 철을 우선으로, 그다음에 마그네슘의 순서로 영양소가 부족하지 않도록 신경 쓰는 것이 좋다.

▲ 모든 만성질환은 저 BUN, 저 페리틴

철과 단백질 부족은 우울증 및 공황장애의 원인이 될 뿐만 아니라 현재는 류머티즘, 쇼그렌 증후군, 아토피 피부염, 신경 난치병, 암 등 모든 만성질환에 관여하고 있다. 그것들은 예외 없이 저 BUN, 저 페리틴을 일으키고 있으며, 만성질환으로 알부민 수치가 저하되어 있는 사람인 경우에는 단백질 부족이 더 심각하게 나타난다. 아마 수십 년 동안 최중도의 단백질 부족 상태가 계속되었을 것으로 추정되며, 프로틴을 몇 개월 마신 정도로는 좀처럼 개선되지 않을 것이다. 그렇기 때문에 오랜 시간, 또 지속적으로 섭취하는 것이 중요하다.

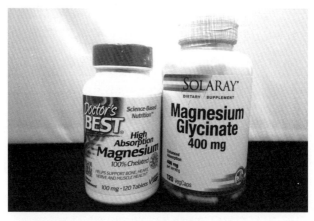

마그네슘(왼쪽부터 Doctor's Best의 고흡수 마그네슘, 솔라레이의 글리신산 마그네슘)

우리 병원에서는 초진 환자에게 모두 프로틴 복용을 권장하고 있으며, 오랫동안 통원하고 있는 환자 역시, 시기를 보아 프로틴 복용을 권장하고 있다. 때문에 현재까지 대부분의 환자가 프로틴을 복용하고 있다.

프로틴을 먹는 사람은 먹지 않은 사람보다 압도적으로 빨리 증상이 개선된다. 이는 이중맹검법(Double blind test)도 필요 없을 정도의 압도적인 차이이다. 따라서 우선은 프로틴 규정량 1일 20g(60cc)×2회를 지속 복용하는 것이 중요하다. 그리고 이 과정이 완료되고 익숙해지면 비타민 보충제를 복용한다.

분자영양요법의
메가 비타민 방식

▶ 메가 비타민의 기본 세트, ATP 세트

프로틴을 1일 20g(60cc)×2회 꾸준히 섭취한 뒤, 킬레이트 철을 먹을 수 있게 되고, 당질 제한도 진행되었을 때 메가 비타민을 시작한다. 메가 비타민이란 많은(메가) 양의 비타민을 섭취하는 것을 말하며, 기본적인 방식만으로 건강 수준의 향상을 기대할 수 있다. 기초 질환이 없고 노화로 인한 몸의 큰 변화가 없으면, 다음 기본 세트인 ATP 세트를 지속해 가면 된다.

살아가는 데 필요한 에너지인 ATP(Adenosine Triphosphate, 아데노신 삼인산)를 양산하기 위해선 보효소와 보인자가 필요하다. 그리고 이들을 만드는 데 유용한 비타민과 미네랄 조합을 'ATP 부스트 보충제 4종 세트(ATP 세트라고 표기)'라고 한다. 고단백 식+당질 제한을 실시한다는 전제로 시작하는데, 이것이 기본 세트다(ATP합성에 대해서는 제 2장을 참조).

〈ATP 세트 1일 섭취 기준〉

- 철 : Now 아이언 36mg(킬레이트 철), 필요량 약 100mg
- 비타민B : B50 콤플렉스, 필요량 100~300mg
- 비타민C : C1000, 필요량 3000~9000mg
- 비타민E : E400(d-α 토코페롤 함유), 필요량 400~800IU

※IU : 국제단위(International Unit)의 약자.

〈ATP 세트 먹는 방법 참고 1일량〉

- 철 : Now 아이언 36mg(킬레이트 철), 3정(저녁에 3정)
- 비타민B : B50 콤플렉스, 2정(아침, 저녁에 1정씩)
- 비타민C : C1000, 3정(아침, 점심, 저녁에 1정씩)
- 비타민E : E400(d-α 토코페롤 함유), 1정(아침에 1정)

※철과 비타민E는 동시에 섭취해서는 안 된다. 비타민E는 아침, 철은 저녁처럼 8시간 정도의 간격을 두고 복용한다.
※B50은 늦은 밤 시간에 먹으면 불면증이 있을 수 있다. 저녁 약은 가능한 한 빠른 시간에 먹도록 한다.

〈각 영양소가 필요한 이유〉

● 철

전자전달계의 마지막 단계에 철이 필요하다. 철이 부족하면 전자전달계의 기능과 구연산 회로기능이 저하되고 ATP도 적어진다.

● 비타민B

비타민B가 부족(특히 B1 부족)하면 피루브산이 아세틸 CoA에 대사(代謝)되지 않고 구연산 회로 기능이 저하된다.

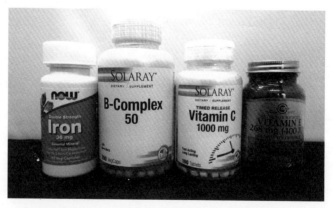

ATP 세트(왼쪽부터 Now 아이언 36mg, Solaray B50 콤플렉스, C1000, Solaray E400 : d-α 토코페롤 함유)

● **비타민C**

지방산을 미토콘드리아에 넣을 때, 필요한 카르니틴을 합성하는 보효소로 작용한다.

● **비타민E**

비타민E는 산소, 비타민, 미네랄이 미토콘드리아 내에서 쉽게 흡수할 수 있도록 도와주는데, 이런 비타민E가 부족하면 호흡으로 얻은 산소의 43%가 불포화지방산의 자동산화 때문에 낭비된다. 또한 산소는 원래 미토콘드리아 내막에 있는 전자전달계에서 쓰인다. 따라서 산소가 부족하면 '호기성 해당'을 할 수 없다.

이 4종 세트는 기본적으로 섭취하는 것이 좋지만, 굳이 ATP 합성을 위한 중요도를 말하자면, 철(특히 여성), 비타민B, 비타민C, 그리고 비타민E의 순서이다.

▲ 메가 비타민의 발전세트, 애드온 세트

이번에 설명하는 애드온 세트는 기본 고단백/저당질식+

프로틴+ATP 세트를 지속할 수 있는 분들 중, 건강 유지 및 질병예방을 더욱 강화하고 싶은 분에게 제안하는 조합이다.

애드(AD)온 세트란 비타민A+비타민D+셀레늄의 조합으로, 점막과 피부를 강하게 하는 지용성 비타민과 암 예방에도 사용되는 미네랄 셀레늄을 조합한 것이다.

애드온 세트는 지용성 비타민을 증가시켜 점막과 피부를 강화하는 작용을 한다. 그래서 기관지 천식, 꽃가루 알레르기, 아토피 피부염 등의 개선을 목적으로 하는 사람에게도 효과적이며, 독감 등 기도 감염 예방에도 효과가 있다.

ATP 세트와 함께 애드온 세트까지 실천할 수 있다면 건강 수준을 올려 질병을 예방하기에는 최강일 것이다.

〈애드온 세트 1일 섭취 기준〉

- 비타민A : 2만 5000IU(※임산부는 1만IU까지)
- 비타민D : 1만IU
- 세렌 : 200mcg

※IU : 국제단위(International Unit)의 약자.
※애드온 세트는 지용성 비타민과 미네랄의 조합이기 때문에 1일

1회 한 번에 섭취가 가능하며, 병용에 문제가 없고, 아침, 점심, 저녁 언제든지 복용할 수 있다.

〈각 영양소가 필요한 이유〉

● 비타민A

눈, 호흡기, 점막, 피부, 모발, 손톱의 기능 유지와 면역력에 도움이 된다. 점막과 상피의 암 예방에도 중요한 비타민이다. 임산부는 1만 IU 정도까지만 섭취할 수 있으므로 주의해야 한다.

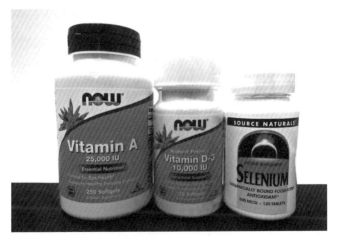

애드온 세트(왼쪽부터 Now 비타민A, 비타민D, 소스내추럴 셀레늄)

● 비타민D

골다골증 예방에 도움이 된다고 알려져 있지만, 15가지의 암 발병을 억제하는 작용도 있다. 또한 다양한 만성질환과 여러 감염증의 위험도 경감시켜 준다. 1일 2만 IU를 섭취하여 꽃가루 알레르기가 극적으로 완치되었다는 보고도 있다.

● 셀레늄

항산화 물질(스캐빈저)의 하나인 '글루타티온 과산화효소'의 합성에 필요한 미네랄이다. 셀레늄의 과잉 섭취는 독성이 있다는 지적도 받는데, 200mcg 섭취는 안전하고 독성 걱정도 없다. 분자교정 의사들은 HIV(Human Immunodeficiency Virus, 인체 면역 결핍 바이러스) 치료나 암 치료에 셀레늄을 이용하고 있다.

다음 장부터는 각 비타민에 대해 자세히 설명하고자 한다. 메가 비타민의 ATP 세트와 애드온 세트의 효과를 알기 위해 각 비타민의 역할도 꼭 배우기 바란다.

기초부터 배우는 메가 비타민 ①

수용성 비타민

- ●비타민C
  -스트레스에 맞서 면역력을 높이다-
- ●비타민B
  -대사를 촉진하고 ATP를 생성한다-

비타민과 미네랄은 인체의 기능을 정상적으로 유지하기 위해 필요한 미량영양소(nicronutrent)이다. 체내에서는 합성할 수 없으며, 합성한다 해도 필요한 양을 얻을 수 없기 때문에 음식으로 섭취해야 하는 영양소이기도 하다.

비타민의 어원은 라틴어 '비타=생명'으로 폴란드의 생화학자인 카지미르 풍크(kazimierz Funk) 박사에 의해 발견 및 명명되었다. 현재 비타민은 13가지가 있는데, 물에 녹기 쉬운 '수용성 비타민'과 기름에 녹기 쉬운 '지용성 비타민' 2가지로 나눌 수 있다.

제2장에서는 메가(대량) 비타민 요법으로 사용하는 비타민 중에서 수용성 비타민의 기능과 함께 메가 비타민의 기본 세트인 ATP 세트에 포함된 비타민B군과 C에 대해 설명한다.

수용성 비타민

비타민B1, 비타민B2, 나이아신(B3), 판토텐산(B5), 비타민B6, 비타민B12, 엽산, 비오틴(이상은 비타민B 군), 비타민C

지용성 비타민

비타민A, 비타민D, 비타민E, 비타민K

비타민C
스트레스에 대항하는 면역력을 높인다

▶ 조상들은 2,500만 년 전에 비타민C의
합성 능력을 잃었다

비타민C는 비타민 중에서 가장 많이 알려진 비타민이지만, 진정한 가치와 효과에 대해 알고 있는 사람은 많지 않을 것이다. 또한 일부 사람들 중, 과일이나 채소에 비타민이 듬뿍 들어있다며 주변에 권하지만, 보충제를 통해 비타민C를 대량 섭취하는 것은 효과가 증명되는 않았다고 말한다.

비타민C는 10억년 전에 생물이 탄생한 원시 바다에 존재하였다. 또 생물의 근원인 '신진대사'와 깊은 관련이 있는 유기물로서 생물 진화의 매우 이른 시기에 합성이 시작되었다.

대부분의 생물은 체내에서 비타민C를 합성하고 있다. 어류, 양서류는 신장에서 비타민C를 합성하며, 대부분의 포유류는 간에서 비타민C를 합성하고 있다. 또한 조류는 원래 신장에서 비타민C를 합성하였는데 나중에는 간에서 만들게 되었다. 하지만 인간은 2,500만 년 전에 그 합성 능력을 잃어버렸다. 비타민C 합성경로 끝에 위치한 효소에 유전자 변이가 생겼기 때문이다. 그렇기 때문에 가장 진화된 원숭이와 인간, 그리고 기니피그나 박쥐의 일부 등은 체내에서 비타민C를 만들 수가 없다.

2,500만 년 전, 영장류의 선조는 비타민C가 풍부한 과일과 채소가 있는 지역에 살았다. 체내에서 비타민C를 합성하지 못해도 음식물을 섭취함으로써 살아남을 수 있었던 것이다.

이렇듯 비타민C가 풍부한 환경 덕분에 비타민C 합성이라는 작업을 하지 않게 되었고, 그 때문에 남은 단백질과 에너지를 이용하여 고등동물이라는 이름에 걸맞은 능력을 가지게 된 것이다.

이러한 구조는 비타민C가 풍부한 음식을 쉽게 구할 수 있는 지역에서 살면 아무 문제가 없다. 그러나 오랜 도시생활이나 항해 생활, 그리고 전쟁 등으로 신선한 야채와 과일을 구할 수 없게 될 경우 문제가 발생한다.

➤ 중세 사람을 괴롭힌 괴혈병은 비타민C 결핍증

비타민C 결핍으로 인한 증상에 관해서는 고대 그리스의 철학자이자 의사인 히포크라테스(Hippocrates)가 극명하게 기록해 두었다. 중세 유럽에서는 흉작으로 인하여 신선한 채소나 과일이 많이 부족하였고, 그로 인해 잇몸이나 피부에서 출혈을 일으키는 '괴혈병'이 사람들을 괴롭혔다. 중세 후기 대항해 시대에 많은 선원들이 목숨을 잃은 것도 바로 이 괴혈병 때문이다. 또한 도시의 주민들과 오랫동안 전쟁을 치르던 군사들도 괴혈병에 쓰러졌다.

유럽에서 분자교정을 연 캐나다의 정신과 의사 아브람 호퍼(Abram Hoffer)는 중세 시대 흑사병이 만연하였던 것도 괴혈병이 원인이었다고 기술하고 있다.

또 스코틀랜드 의사 제임스 린드(James Lind)는 감귤류를 먹고 선원들이 금세 건강을 되찾게 된 것을 본 후 괴혈병의 원인은 식량부족이 아닌 비타민C의 결핍임을 깨달았다. 린드는 이 경위를 기술하고, 최초의 비타민 연구서인 '괴혈병 보고서'를 1753년에 발표하였다.

1927년, 헝가리의 생리학자인 얼베르트 센트죄르지(Albert Szent-Gyorgyi)가 소의 부신(Adrenal gland)에서 꺼낸 물질은 비타민C(당시는 '수용성 인자 C'라고 불림)와 비슷한 성질을 가지고 있었다. 센트죄르지는 곧바로 기니피그를 이용하여 실험을 진행하였고, 그 결과, 괴혈병을 막는 효과를 발견하였다. 그 후 1933년, 영국의 화학사인 월터 노먼 호어스(Waltar Norman Haworth)가 센트죄르지에게서 건네받은 위 물질의 구조를 밝혀내었고 이를 '아스코르브산'이라고 명명하였다.

비타민C의 다른 이름은 'L-아스코르브산'인데, 그리스어로 '아'는 부정의 접두어이며, '스코르브'는 괴혈병을 뜻한다. 즉 '괴혈병에 걸리지 않는다'라는 의미이다.

덧붙여서 아스코르브산에는 L체와 D체가 존재하지만 항괴혈병 작용을 하는 것은 L체이며, D체는 거의 작용하지 않는다. 그렇기 때문에 L-아스코르브산을 비타민C라고 명명한 것이다.

사람에게는 어느 정도의 비타민C가 필요한가?

만약 영장류에게 돌연변이가 일어나지 않고, 인간이 스스로 비타민C를 합성하였다면, 그 양은 얼마나 될었을까? 이를 알기 위해서는 비타민C의 필요량에 대한 고찰이 필요하다.

비타민C를 합성할 수 있는 실험용 쥐로 조사한 결과에 따르면, 실험용 쥐의 간이 하루에 합성하는 비타민C의 양을 체중 60kg의 성인으로 환산했을 때, 1.7~3.4g이면 혈중 비타민C 농도가 정상적으로 유지된다고 한다. 하지만 이건 스트레스가 제로인 경우이다. 질병이나 외상, 기후변화 등의 스트레스를 받으면 필요량은 몇 배로 증가한다.

미쓰이시 선생은 원숭이나 기니피그의 비타민C 양을 바탕으로 인간이 스스로 비타민C를 만든다고 가정하면, 그 양은 2~20g이라고 하였다.

비타민C 필요량이 하루 2~20g이라는 것은, 비타민C를 먹지 않은 사람은 모두 비타민C가 부족하다는 말과 마찬가지다. 왜냐하면 하루 2g조차 의식하지 않으면 섭취할 수 없기 때문이다. 이렇듯 현대인의 건강이 악화하는 대부분의 원인은 비타민C 부족으로 대사 장애가 일어나기 때문이다.

국가가 제시하고 있는 비타민C의 필요량은 성인 남녀 모두 100mg이다. 이는 심장 혈관계의 질병 예방 효과를 기대할 수 있는 필요량이라고 하는데, 메가 비타민 건강법에 비추어 보면 이것으로는 턱없이 부족하다.

미국 기준량(RDA)의 필요 비타민C 양은 남성 90mg, 여성 75mg이다. 말도 안 되게 낮다. 그래도 미국인의 1/2은 건강보조식품으로 비다민C를 십취하고 있다.

▶식품 속의 비타민C 함유량은 크게 감소하고 있다

'과일을 먹으니 비타민C는 충분하다'고 말하는 사람이 있는데, 안타깝게도 비타민C 1g은 레몬 50개에 해당한다. 또 보조제 C1000×3정은 레몬 150개 분량이다.

덧붙여 오늘날의 과일과 채소의 영양가는 점점 떨어지고 있다. 다양한 품종개량으로 시고 떫은 과일과 채소는 꽤 달콤해졌다. 옛날 작물에 포함되어 있던 비타민C의 양을 이제는 기대할 수 없는 것이다. 『우울을 지우는 마법의 식사』(레드스톤)에서도 시금치나 톳 조림에 들어있는 철분이 감소하고 있다고 말하였는데, 다양한 작물에 들어있던 비타민C 역시 많이 감소하고 있다.

어쩌면 태초의 토양에는 비타민과 미네랄이 풍부하게 존재하였을 것이다. 그래서 여무는 작물마다 비타민C가 풍부하게 들어있었다. 그러나 사람들이 모여 도시생활을 영위하기 시작하면서부터는 신선한 작물이 부족해졌고, 비타민C 역시 부족해졌다. 그렇게 사람들은 괴혈병과 페스트 등 감염증으로 쓰려져 갔다.

괴혈병은 비타민C 결핍이 원인임이 밝혀졌고, 그 필요량은 세계 각국의 영양지도에도 반영되고 있다. 그러나 기준량은 괴혈병에 걸리지 않을 정도이다. 심지어는 그 약간의 양조차도 음식으로 섭취하기 어렵게 되었다. 후생노동성(MHLW)의 식품분석표를 보면 시금치의 비타민C 함유량은 100mg(1963년)에서 35mg(2015년)으로 격감하였다.

▶ 비타민C를 많이 먹어도 소용없다? 배탈이 난다?

일부 사람들은 수용성 비타민인 비타민C는 많이 먹어도 금방 소변으로 배출되기 때문에 섭취해도 소용없다고 생각한다. 실제는 어떨까?

물을 많이 마시면 그 물이 소변으로 변하여 배출되는데, 단순히 관에 물을 넣은 것이 그대로 나가는 구조는 아니다. 비록 여분의 물이 있다 하더라도 가수분해 반응 등에 이용되기도 하며, 당분간은 체내에 머문다.

비타민C도 마찬가지라고 할 수 있다. 비타민C가 몸 밖으로 배출되는 것은 소변에 녹은 형태로 나가는 것이기 때문에, 입으로 들어간 비타민C는 용변을 볼 때까지 체내에 머물면서 혈액과 조직의 비타민C 농도를 높이고 있는 것이다. 또한 비타민C를 대량으로 섭취하면 할수록 그 몸속의 농도가 높아진다. 특히 경구 투여의 경우 비타민C의 농도는 3시간 후에 절정에 달한다.

방사능을 준 L-아스코르브산을 인체에 투여하고 조사해 본 결과, 체내 비타민C의 반감기는 16일이라고 한다. 또 경구 섭취한 비타민C는 혈액과 조직 비타민C 농도를 높이고 비타민C를 보효소로 하는 대사를 높인다. 이렇듯 비타민C의 반감기가 16일이라는 점을 고려하면 '먹어도 금방 소변으로 배출된다'라는 생각은 옳지 않다. 따라서 가능한 만큼 많은 양을 꾸준히 섭취하는 것이 중요하다.

▶ 비타민C의 장내 허용량 포화는 왜 일어날까?

질병이나 외상 등으로 활성산소가 발생하여 비타민C가 파괴되면 농도는 저하된다. 이 경우 활성산소를 중화하기 위해서는 고용량의 비타민C가 필요하다.

질병이나 외상 등으로 생기는 활성산소에 의해 비타민C 농도가 저하되면 비타민C의 장내 허용량이 급속히 증가한다. 즉 고용량의 비타민C의 복용, 흡수가 가능해지는 것이다.

컨디션이 보통인 사람이 비타민C를 과도하게 섭취할 경우에는 설사를 일으킬 수 있지만, 그것은 창자 내에 남아 있는 고농도의 비타민C에 의한 높은 삼투압으로 인하여 수분흡착이 일어나기 때문이다. 한편, 질병이나 외상으로 인하여 비타민C가 파괴되면, 장에서 필요로 하는 비타민C의 흡수 능력은 크게 증가한다. 즉 아플 때는 비타민C가 창자까지 가지 않기 때문에 설사를 일으키지 않는다. 이처럼 질병으로 인한 비타민C의 흡수 능력은 질병의 중증도에 비례하며, 상태가 나쁠수록 비타민C가 필요하다는 것을 알 수 있다.

의대에서 배우는 거라곤 비타민C 부족(하루에 100mg 이하)으로 괴혈병에 걸린다는 것뿐이다. 그러나 의식적으로 비타민C를 섭취하지 않는 한, 대부분의 사람은 거의 비타민C 부족 상태이다.

그렇기 때문에 하루 3~20g의 비타민C를 섭취하는 것이 좋다. 꾸준히 섭취하면 감염증, 암, 기타 만성질환 예방에 도움이 된다. 또한 비타민C는 장내 허용량을 이용한 변비약 역할도 한다. 변비로 고생하는 사람한테는 특효약인 것이다. 이만큼 안전하고 저렴한 게 어디 있을까? 그러나 매시간 2g을 3~4회 섭취한다고 해서 많은 사람이 변비를 해소할 수 있는 것은 아니다. 이와 관련하여 미쓰이시 선생은

'변비를 비타민C로 고칠 수 있다 해도 비타민C가 변비의 특효약이라고 생각해서는 안 된다. 비타민C가 부족해서 변비가 생겼다고 보아야 한다'라고 말한다.

▲ 비타민C의 장내 허용량이란, 최대 흡수량을 뜻한다

비타민C의 장내 허용량이란 즉, 그 사람의 최대 흡수량을 뜻한다. 이것은 개인차가 커서 질병이나 외상, 스트레스가 있을 때는 흡수량이 증가하는 등 그때의 컨디션에 따라 변동된다. 여기에 보이는 데이터는 건강 상태나 질병별 장내 허용량을 나타낸 것이다.

비타민C의 장내 허용량

상태	1일 C양(g)	복용횟수
정상	4~15	4~6
감기 (경도)	30~60	6~10
감기 (중도)	60~100 or more	8~15
독감	100~150	8~20
단핵구증	150~200 or more	12~25
바이러스 폐렴	100~200 or more	12~25
꽃가루 알레르기, 천식	15~50	4~8
환경, 식품 알레르기	0.5~50	4~8
화상, 외상, 수술	25~150	6~20
불안, 흥분, 스트레스	15~25	4~6
암	15~100	4~15
강직성 척추염	15~100	4~15
반응성 관절염	15~60	4~10
급성전부 포도막염	30~100	4~15
류머티스성 관절염	15~100	4~15
세균 감염증	30~200 or more	10~25
바이러스성 간염	30~100	6~15
칸디다증	15~200 or more	6~25

(출처: Helen Saul Case : Orthomolecular Nutrition for Everyone)

비타민C의 장내 허용량을 실제로 검증

거듭 말하지만, 비타민C의 필요량은 사람마다 다르고 섭취 후 몸이 견딜 수 있는 양(장내 허용량)도 다르다. 사실 건강한 사람이라도 하루에 흡수할 수 있는 양은 10~20g이다. 그 이상 먹으면 설사 혹은 연변(軟便)으로 나오는 경우가 많다. 그런데 심각한 병에 걸린 사람은 체내에서 비타민C를 사용하여 C농도가 저하되기 때문에 비타민C의 장내 허용량이 증가하는 현상이 일어난다. 즉 건강할 때는 하루 10~20g정도로도 연변이 될 수 있지만 심각한 병일 때는 100g을 섭취해도 연변이 되지 않는다. 미국의 영양학자 앤드류 소울의 딸인 헬렌 소울의 책에서도 비타민C 장내 허용량이라는 말이 자주 나온다.

그렇다면 나의 몸에서는 어떤 반응이 일어날까?

나는 평소 맥비믹스를 아침에 2g, 솔라레이(Solaray) 타임 릴리스를 낮에 2g, 저녁에 2g을 먹고, 비타민C를 섭취하고 있다. 맥비믹스는 비타민B군과 비타민C를 풍부하게 포함한 분말 상태의 식품이며, 솔라레이 타임 릴리스는 작용

지속성 비타민C이다. 아침에 멕비믹스를 계속해서 복용하고, 8시부터 17시까지 1시간마다 C파우더(아스코르브산 분말)를 섭취하였다.

● 매 시간 3g을 섭취한 경우

3회 복용한 단계에서 복통이 있었으며, 장내 허용량을 초과해서 중지하였다.

● 매 시간 1g을 섭취한 경우

8시부터 17시까지 계속해서 복용하였다. 장 연동(장의 움직임)은 진행되었지만, 설사를 한 정도는 아니다. 다만 아슬아슬하긴 하였다.

● 매 시간 2g→1g→2g→1g을 번갈아 섭취한 경우

4시간 복용으로 장내 허용량을 초과해서 중지하였다.

● 2시간마다 2g을 섭취한 경우

장 연동은 증가하였지만 아슬아슬하게 안전하다는 느낌이다.

아침에 섭취하는 멕비믹스의 양을 더해, 현재 나의 장내 허용량은 14g으로 판명되었다. 이 결과 나는 하루 10g이 적정량으로 판단되었다.

〈비타민C 1일 필요량〉

• 3,000~9,000mg(3,000mg 시에는 C1000을 아침, 점심에 한 알씩)

〈현재 나의 비타민C 1일 섭취량〉

나는 평소에 멕비믹스를 아침에 2g, 솔라레이 타임 릴리스를 점심에 2g, 저녁에 2g 먹고 있다. 혈중 농도가 상승하여 많이 마시지 못하게 된 것이다.

감기 초기에는 보통 비타민C보다 1.5배의 효과가 있는 리포좀C를 1시간에 1g의 페이스로 섭취하고, 함께 비타민C 30g+비타민B100+글루타치온 1,800mg의 수액을 맞았다.

▶ 비타민C는 비타민E와 함께 병용

비타민C를 10g 이상 섭취하는 경우, '비타민C의 돌출'이라는 현상에 주의하여야 한다.

본래 항산화 작용을 하는 비타민C이지만 대량으로 섭취하면 비타민C 자체가 산화한다. 왜냐하면 산화 및 환원 작용의 밸런스가 흐트러지는 경우가 있기 때문이다. 또한 비타민C는 활성산소에게 전자를 받아 스스로 산화되어 활성산소(라디칼)로 변하는데, 그것이 효소작용에 의해 환원된다. 그러나 그 균형이 흐트러지면 활성산소로 작용하게 된다. 이처럼 산화된 비타민C의 비율이 많아지는 것을 '비타민C의 돌출'이라고 한다.

또 비타민C는 철 이온이나 동 이온과 함께 있으면 활성산소가 발생하는 원인이 되며, 신체 내의 활성산소가 증가하면 DNA와 단백질, 지질 손상을 초래하게 된다. 이때 조력자가 되는 것이 바로 비타민E이다. 비타민E는 비타민C의 산화 작용을 환원하여 몇 번이나 재사용할 수 있게 도움을 준다. 따라서 비타민C 10g을 섭취할 때, 비타민E(d-α 토코페롤) 400IU를 병용하면 균형이 좋아진다. 매번 동시에 먹지 않아도 좋으니 비타민C의 하루 총량에 주의하여 비타민E도 잘 챙겨먹어야 한다.

비타민C 연구에 일생을 바친 폴링

비타민C의 효능을 세상에 알린 일인자는 분자교정의 대가이기도 한 미국의 과학자 라이너스 폴링(Linus Carl Pauling)이다. 노벨 화학상과 노벨 평화상이라는 두 개의 노벨상을 수상한 폴링은 20세기 가장 위대한 과학자 중 한 명으로 평가받고 있다.

폴링이 비타민C 연구에 열중하기 시작한 것은 미국의 생화학자인 어윈 스톤(Irwin Stone)과의 교류가 있고 난 뒤부터 였다. 스톤은 '정부가 정한 비타민C 섭취량으로 괴혈병은 예방할 수 있어도 건강 상태를 최상으로 유지하기에는 부족하다'라는 주장을 하였다. 이러한 스톤의 주장을 바탕으로 폴링도 부인과 함께 1일 3,000mg(3g)의 비타민C를 섭취하기 시작하였고, 예전보다 몸 상태가 많이 좋아지는 것을 느꼈다. 그 후, 폴링은 비타민C와 관련된 책을 여러 권 출판했고 연구소도 설립하였다.

1970년에 출판되어 미국 전역에서 베스트셀러가 된『비타민C와 감기』에는 1일에 5~10g의 비타민C를 섭취하면 감기가 예방되고, 걸려도 경증으로 끝나는 등 비타민C의 주요한 효능이 담겨있다.

폴링의 공적으로 미국 일대에서 비타민C 붐이 일어났다. 그러나 일부 의사로부터 '그 설의 근거를 제시하라'는 공격을 받기도 하였다(비타민 공격은 현재까지 계속되고 있다).

폴링은 비타민C 보충제는 천연 제품이든 합성 제품이든 품질에 차이가 없다고 분명히 말하고 있다. 천연이라는 것을 어필하는 제품도 있지만 많은 노고와 비용이 들어가서 가격이 비싸다.

하지만 합성 제품과 비교해 봤을 때, 얻을 수 있는 효과에는 차이가 없으므로 합성 제품을 먹어도 전혀 문제가 없다. 이는 비타민B군 역시 마찬가지이다.

▶ 지방산(케톤체) 엔진을 돌리는 비타민C

비타민C는 대량 섭취를 하지 않는 한 항상 부족하다. 그 때문에 대부분의 사람들은 만성 괴혈병에 걸려 있을지도 모른다.

대사에는 비타민C가 보효소로 작용하는데, 보효소가 없으면 대사가 잘 이루어지지 않는다. 대사 수준을 높이는 것이 건강 수준을 높이는 방법인 것이다.

중세에는 괴혈병으로 사람들이 푹푹 쓰러져 죽었다. 현대에는 이런 현상이 일어나지 않더라도 경증 괴혈병이 만연할 가능성이 크다. 나른하고 피곤하며, 감기에 잘 걸리는 것은 잠재적인 만성 괴혈병이다. 미쓰이시 선생은 이러한 상태를 '비타민C 결핍증이라고 하는 편이 적절하다'고 이야기하였다.

사실 대부분의 사람들은 비타민C가 부족하며 만성 괴혈병 상태이다. 비타민C가 부족하면 지방산을 잘 연소할 수 없고, 이는 지방산(케톤체)엔진이 잘 안 돌아가게 하는 원인이 되어 ATP가 부족하게 만든다.

결론적으로 비타민C가 부족하면 ATP도 부족하여 암을 비롯한 만성질환의 원인이 된다.

► 아름다운 피부로 가꾸어주는 콜라겐 합성과 비타민C

콜라겐은 피부와 뼈, 혈관을 젊게 유지하기 위해 필수적인 성분이며, 인체를 구성하는 단백질 중, 약 30%를 차지하고 있다.

단백질을 구성하는 아미노산에는 20가지 이름이 붙어 있는데, 그중 프롤린과 리신이 콜라겐의 재료이고 수산기(水酸基)와 반응하여 히드록시프롤린과 히드록시리신이 된다.

콜라겐 분자는 토포 콜라겐이라고 하는 단백질 분자 3개가 모여서 세 갈래로 짜여진 튼튼한 섬유이다. 비타민C는 이 삼중 나선 구조를 만드는 효소의 작용을 돕는 중요한 작용을 한다. 따라서 비타민C가 없으면 히드록시프롤린이나 히드록시리신을 만들 수 없기 때문에 정상적인 콜라겐은 생기지 않는다.

실제로 비타민C가 부족한 콜라겐 조직을 현미경으로 보면 본래 있어야 할 암흑색 섬유 뭉치가 사라져 있다. 이 상태는 '철근 없는 콘크리트 빌딩'에 비유한다. 콜라겐은 세포와 세포의 틈새를 메우는 세포간질의 주역이기 때문에 이곳이 취약하면 조직에 틈이 많이 생긴다.

또한 콜라겐은 피부의 탄력을 주는 것은 물론, 최전선에서 세균을 방어하는 역할도 한다. 콜라겐이 불완전하면 피부를 통해 세균이 쉽게 침입할 수 있으며, 그 세균이 모여서 뾰루지 같은 것이 생겨나는 것이다. 이처럼 피부 트러

블이나 뾰루지에도 비타민C, 그리고 단백질이 중요한 역할을 한다.

▶ 스트레스성 질환을 막는다

비타민C는 스트레스로부터 몸을 보호하는 코르티솔(cortisol)이라는 호르몬을 합성하는데 사용하며, 이 코르티솔은 신장 위에 있는 작은 내분비 기관인 부신(副腎)에서 분비한다. 부신은 피질과 수질로 나뉘고 각기 다른 호르몬을 분비하는데, 몸에서 스트레스가 늘어날 경우 그 즉시 호르몬 분비량을 증가시킨다. 스트레스는 정신적인 것뿐만이 아닌 병이나 외상, 더위, 추위 등 생체에서 불리한 자극을 가리키는데, 부신에서 일어나는 호르몬 분비는 스트레스가 얼마나 많은지에 따라 증가 및 감소한다. 평소 부신에는 고농도의 비타민C가 함유되어 있지만, 스트레스가 늘어나면 비타민C를 대량으로 소비하여 혈중 농도가 큰 폭으로 낮아진다. 따라서 스트레스가 심하면 심할수록 코르티솔의 수요 역시 높아지며, 비타민C의 수요도 몇 배나 뛰어오른다. 그리고 비타민C가 부족하게 된다.

비타민C가 부족하면 ATP 합성, 지방산 연소, 콜라겐 합성이 잘 이루어지지 않아 에너지 장애, 신진대사 장애로 이어진다.

이처럼 스트레스 과다로 만성질환이 생기는 원인 중 하나는 비타민C가 부족하기 때문이다. '만성 스트레스로 암이 발병했다'라는 이야기를 들어 보았을텐데 이 역시 비타민C 부족이 원인이다.

▶항바이러스 작용과 항균 작용

비타민C는 우리 몸이 가지고 있는 자연 면역 작용에 관여하고 바이러스를 비활성화 시키는 작용을 한다. 체내에 바이러스와 같은 병원체가 침입했을 때, 만들어지는 단백질이 인터페론이다. 이 인터페론은 바이러스를 직접적으로 제거하지 않고 병원체가 증식하지 못하도록 간섭할 뿐이라는 이야기가 있다.

인터페론 분자의 주요 성분은 단백질로, 유전자 정보에 의해 이 물질이 만들어진다. 따라서 재료가 되는 단백질과 비타민C가 있으면 필요한 인터페론을 만들 수 있는 것이다.

바이러스 감염에 대비해 비타민C의 효과를 올리려면 조기에 대량으로 투여해야 한다. 바이러스에 비타민C의 대량투여를 강조한 선구자는 프레데릭 크레너이다. 그는 1952년에 비타민C의 항바이러스 작용을 인정하였다. 처방은 체중 70kg 성인의 경우, 1회에 4.5~17.5g의 비타민C를 2~4시간 동안 투여하는데, 이 경우 하루에 투여하는 비타민C의 양은 27~210g이 된다.

이렇듯 바이러스 감염 초기에 비타민C를 대량 투여할 수 있다면 내복약으로도 충분히 효과가 있다. 그러나 내복약보다 수액을 맞는 것이 혈중 농도를 높이기 쉽기 때문에 효과가 높을 것이다. 특히 요로감염증은 큰 효과를 기대할 수 있다. 그리고 독감 예방 접종보다도 비타민C 수액 30g이 효과가 확실하다고 생각한다. 또한 신형 코로나 바이러스에도 비타민C는 효과가 있다. 이에 대해서는 제 4장에서 다루도록 하겠다.

▶ 비타민C의 암 예방과 치료 효과

1952년 러셀이 실험용 기니피그를 가지고 실험을 실시하였다. 그런데 여기서 비타민C가 함유된 사료를 먹은 심험용 기니피그가 발암 물질에 노출되었음에도 암에 걸리지 않았다. 기니피그는 인간과 마찬가지로 비타민C를 만들 수 없으며 발암 물질에 노출이 되면 저장하고 있던 비타민C를 소비한다. 반대로 래트와 쥐와 같이 비타민C를 생·합성할 수 있는 동물들이 발암물질에 노출되면 간에서 비타민C를 대량 생산한다.

인간은 비타민C가 부족할 때 ATP 합성 능력이 낮아진다. 이로 인해 대사 이상이 일어나 암이 발병하는 것이다.

또한 비타민C가 부족하면 콜라겐의 합성 능력이 약해지기 때문에 암세포가 정상 세포에 침입하여 퍼지는 것을 허용하게 된다. 게다가 인터페론 합성 능력 역시 저하되므로 세포가 암으로 변하지 않게 막아주는 능력도 약화된다. 따라서 암 치료에는 고용량 비타민C 수액이 효과적이다. 암세포에는 카탈라아제(항산화물질)가 없기 때문에 비타민C라는 항산화물질이 암세포를 공격해 주기 때문이다. 또 비타민C는 활성산소를 제거하므로 활성산소에 의한 유전자 공격을 예방할 수 있다. 따라서 외과 수술, 방사선 조사(照射) 등은 암의 표준 치료이지만 이것 또한 스트레스로 작용할 수 있기 때문에 암 환자의 경우 비타민C를 강력하게 요구하는 것이 좋다.

➤그 외 다양한 비타민C의 효과

백내장 예방에는 고용량 비타민C 복용이 효과적이다. 원래 미쓰이시 선생은 백내장을 앓아 스스로 이를 치료하기 위해 영양학을 연구하였고, 비타민C의 대량 섭취로 백내장을 개선하였다. 또한 납 중독, 당뇨병 등의 기초 질환을 가지고 있었음에도 불구하고 노년에 고단백식과 메가 비타민을 실천하여 95세까지 현역에서 활약하였다.

호퍼는 비타민C의 장점에 대해 '30개 이상 질환의 예방과 치료에 효과적이다. 비타민C를 500mg 복용하면 심장질환으로 인한 죽음을 42% 줄이고 모든 질환으로 인한 죽음을 35% 감소 시킨다'라고 말하였다.

폴링 역시 자신의 저서에서 '2,000~3,000mg의 비타민C를 복용하면 심장 질환을 80% 경감할 수 있다. 왜냐하면 대부분의 사람들은 비타민C 부족 상태에 빠져있기 때문이다'라고 기술하였다.

이렇듯 비타민C의 효과는 다양하다. 관상동맥의 협착은 6,000mg의 비타민C와 6,000mg의 리신(아미노산)으로 콜레스테롤을 낮추고 혈관 벽을 복구하여 개선한다. 또 비타민C와 비타민E의 복용은 동맥경화의 위험을 낮출 수 있다.

또한 비타민C는 인터페론과 항체를 늘려서 감기를 예방한다. 폴링은 '1,000mg의 비타민C 복용으로 감기를 45% 감소시킨다'고 하였으며, 프레드 클레너(Frederik Klenner) 역시 '1,000mg으로 감기를 45~63% 감소시키고 1만 mg로 90% 감소시킨다'고 말하였다.

이처럼 감기 초기에는 매시간 비타민C 1,000mg을 6회 복용하면 증상을 85% 경감시킬 수 있다.

▶임산부의 통증을 완화하다

2016년, 미국의 FOX 뉴스가 분자교정을 언급하였다. 고용량 비타민C가 임산부의 안전과 건강상태 개선에 도움을 준다고 단언한 것이다. 당시 뉴스 제목은 '임신 시 고통을 덜어주는 9대 보충제(Nine supplements to ease pregnancy complaints)'였다.

비타민C는 출산에 소요되는 시간을 대폭 단축하고 출산 시의 고통도 경감시켜 주며, 튼살(스트레칭 마크)도 생기지 않게 한다. 또 비타민C는 독소를 해독시키기 때문에 태아의 심장질환도 예방하며, 산후 출혈의 대폭 경감, 감염증 예방 등의 효과를 가져온다. 헬렌 소울이 권장하는 비타민C 섭취량은 임신 제 1기(임신 3개월까지)에 1일 4g, 임신 제2기(임신 4~6개월)에 1일 6g, 임신 제 3기(임신 7개월 이후)에 1일 10~15g이다. 또한 태아, 신생아의 성장을 위해서는 많은 양의 콜라겐을 합성해야 한다.

따라서 신생아에게도 비타민C 50mg을 섭취하도록 하는 것이 좋다. C파우더를 물에 녹여 손가락에 묻혀 신생아의 혀에 떨어뜨린다. 생후 6개월이 지난 아기에게는 500mg, 그 후 10세 까지는 연령×1g을 상한하여 준다.

▶ 비타민C는 신장결석과 요로 결석의 원인?

과거 '비타민C는 신장결석이나 요로결석의 위험을 높인다'라는 설이 있어서 궁금해 하는 사람도 있겠지만, 이것은 잘못된 정보이다.

결석은 옥살산과 칼슘이 결합된 것이다. 비타민C의 대사 산물의 일부인 옥살산이 소변으로 배출되면서 잘못된 정보가 퍼졌다. 현재는 많은 임상실험을 통해 결과적으로 비타민C를 섭취해도 신장결석의 발병률이 증가하지 않는다고 발표하였다. 실제로 소변 속의 칼슘은 비타민C와 결합하며, 옥살산과 결합하는 칼슘의 양은 감소한다. 따라서 비타민C가 요로결석의 근원이 되는 옥살산과 칼슘의 결합을 막고 있는 것이며, 신장결석이나 요로결석의 위험을 줄인다고도 할 수 있는 것이다.

결석 예방을 위해서는 옥살산이 많은 진한 차나 커피, 초콜릿, 시금치를 너무 많이 섭취하지 않는 것이 좋으며, 마그네슘을 섭취하는 것도 예방에 큰 도움이 된다.

▶ 비타민C 섭취량이 많을수록 사망자 수는 감소

비타민C 섭취량을 최적화하면 섭취하는 사람의 건강상태도 최적화된다. 물론 생명을 위협할 수 있는 질병을 가지고 있는 사람도 포함이다. 또한 비타민C는 간단하고 저렴하며 효과적이다. 가장 안전한 치료법인 것이다.

이제 비타민C는 효과가 있는지 없는지에 대해 논쟁거리가 되는 요법이 아니다. 최근 발표한 조사내용을 의사가 충분히 자각해야 할 시기이다.

뇌출혈 예방, 뇌경색 예방, 협심증 예방, 골절 예방, 외상으로부터의 회복, 수술 상처로부터의 회복, 치과 질환으로부터의 회복 등 모두 비타민C가 부족하면 완벽하게 치료할 수 없다. 따라서 입원해 있는 환자에게는 모두에게 비타민C 수액을 맞게 하는 것이 좋다. 특히 외과 입원환자에게는 필수이다.

비타민B군
대사를 촉진하고 ATP를 생성한다

▶ 잠재적 비타민B 결핍증이란

생물의 모든 세포에 존재하는 미토콘드리아는 에너지를 만드는 세포의 소기관이다. 비타민B군은 이 미토콘드리아에서 일하고 있는 영양소이며, 몸을 움직이기 위한 에너지 만들기는 물론, 모든 대사에 중요한 작용을 하고 있다. 비타민B군의 종류는 비타민B1, 비타민B2, 나이아신(B3), 판토텐산(B5), 비타민B6, 비타민B12, 엽산, 비오틴 등이 있다. 이것들은 단체라기보다는 서로 도와가며 일하기 때문에 B50 콤플렉스(복합체)의 보충제를 사용한다.

비타민B군도 비타민C와 마찬가지로 식사로 섭취할 수 있지만, 사실은 잠재적 결핍증을 갖고 있는 사람이 많이 있다. 체내에는 비타민B군을 필요로 하는 경우가 많이 있다. 비타민B군은 암 예방부터 머리의 기능까지 영향을 미친다. 암 예방은 비타민B1, B2, B3 등이 중요하며, 뇌세포 활동을 위해서는 비타민B1, B2, B6, B12 등 비타민B군이 총동원 된다.

미쓰이시 선생은 '흔히 머리가 좋은 사람은 어쩌다 비타민B군(그리고 비타민C)도 소량 섭취해도 충분한 신체로 태어난 사람이라고 생각한다'라고 말하였다. 여기서 비타민의 대량 투여가 중요한 의미를 갖는다. 비타민B군이 부족하면 가장 먼저 에너지를 만드는데 어려움을 겪게 된다.

생체 에너지는 손발을 움직이기 위해서만 필요한 것이 아니라 심장을 움직이고 신경을 움직이는 모든 대사에서 꼭 필요한 존재이기 때문이다.

만약 비타민B1이 부족해도, 에너지를 만들어야 하는 경우에는 비타민B1 없이 에너지를 생산한다. 그렇게 되면 원료 소비량은 같아도 에너지 생산량은 1/10으로 떨어진다. 게다가 비타민B1이 있으면 최종 생산물은 물과 이산화탄소인데, B1이 없으면 최종 생산물은 젖산이 된다. 젖산은 어깨 결림과 근육 피로의 원인이 된다.

▶ 생물의 에너지 공급원이 되는 ATP

여기서 비타민B군과 관계가 깊은 ATP 합성에 대해 복습해 보자.

생물은 에너지 없이 살 수 없다. 식물이나 동물에게 에너지가 없으면 대사도 안 되고 물리적인 운동도 할 수 없기 때문이다. 또 이 에너시는 어떤 작은 물질에서 가져온다. 이것을 '아데노신 3인산'이라고 하는데, 아데노신이라고 하는 성분에 3개의 인산이 결합된 물질을 뜻한다. 영어로 'adenosinosine tri-phosphate'라고 하며, 이를 줄여서 'ATP(에이티피)'라고 부른다.

ATP가 없으면 인간은 움직일 수 없기 때문에 이 ATP를 기계를 움직이는 '전기'에 비유할 수 있다. 또 경제를 움직이는 돈에 비유해서 '에너지 통화'라고도 불린다.

몸을 움직이고, 머리를 쓰고, 호흡을 하고, 심장을 움직이려면 ATP가 필요하다. 또 음식물을 소화 흡수하고 각종 호르몬을 합성할 때 그리고 단백질을 합성하는데도 ATP 가 필요하다.

즉 ATP가 충분하다는 건 건강하다는 뜻이다. 이렇듯 생체 에너지 대사의 목적은 필요에 따라 이 ATP를 만들어 내는 것이며, 식사에서 얻은 당과 지방이 가지고 있는 에너지는 ATP라는 분자로 변환된 후 가장 먼저 쓸 수 있는 에너지이다.

한편 ATP가 부족하면 만성질환 등의 질병을 일으킨다. ATP가 부족하면 전기가 없어지는 것이나 마찬가지 이므로 움직일 수가 없다. 이는 죽음에 이르는 것이다.

현대의 질적 영양실조는 '당질 과다+단백질 부족+지방 산 부족+비타민 부족+미네랄 부족'이 원인이다.

따라서 이런 식사를 지속하면 에너지 대사 생산이 잘 이루어 지지 않으며, 에너지가 부족하게 된다. 이것이 바로 ATP 부족이다.

ATP 합성을 할 때 없어서는 안 되는 비타민B군

비타민B 중에서도 특히 B1은 ATP를 만드는 에너지 대사의 중심적 역할을 하는 비타민이다. 글루코스가 호기성 해당작용을 거칠 때 대사에 의해 생성되는 피루브산이 아세틸 CoA로 변하면서 비타민B1이 필요하기 때문이다(철도 필수).

이 대사 작용으로 ATP는 38개가 만들어지며, 이산화탄소와 물에 의해 완전히 연소한다. 글루코스의 혐기성 해당은 비타민B1 부족(그리고 철 부족)으로 생긴다. 이 경우에는 ATP는 2개 밖에 만들어지지 않고, 불완전 연소로 젖산이 쌓이는 결과를 가져온다. 조금 이해하기 어렵지만 에너지 대사의 구조는 『우울을 지우는 마법의 식사』, 『모든 컨디션 부진은 스스로 고칠 수 있다』에서도 상세하게 기술하였으니 참조하길 바란다.

비타민B1 부족이 지속되면 젖산이 쌓여서 산성화 및 저체온화가 진행하고 암을 발병하게 한다.

또한 정제당질(설탕이나 백미)의 과잉 섭취는 주로 비타민B를 많이 낭비하므로 비타민이 부족하기 쉽다. 따라서 암 치료에는 고단백＋저당질식에 더해 많은 양의 비타민B, 비타민C, 나이아신이 필요하다.

분자영양요법의 기본 방식인 'ATP 세트(철＋비타민C＋비타민E)'에서도 ATP 합성을 위해 섭취하는 비타민의 우선 순위로서는 비타민B(B50 콤플렉스)가 최고이다. 그만큼 대사에 빠질 수 없는 것이다. 머리를 좋게 하는데에도 고단백＋저당질식과 함께 많은 양의 비타민B군, 비타민C, 나이아신이 필요하다. 이처럼 ATP세트에 나이아신과 비타민B1의 조합은 모든 부진을 치료하는 기본이 된다.

일본인의 비타민B1 부족

지금부터는 비타민B군 중에서 몇 가지를 뽑아서 소개하겠다. 가장 처음 비타민이라는 이름이 붙은 비타민은 B1이다. 그 역사에서 간단하게 알아보자.

각기병의 원인은 비타민B1 부족인 것으로 잘 알려져 있다. 비타민B1은 쌀겨에 많이 들어있기 때문에 쌀을 현미로 먹던 시절, 혹은 현미를 먹는 지역에서는 걸리지 않았던 질병이다.

그런데 에도 시대 중기, 겐로쿠(元祿) 시대에 정제된 흰쌀을 좋아하는 사람들이 늘어나자 각기병 증상에 시달리는 사람이 많아졌다. 각기병은 식욕부진, 온몸이 늘어지고 하체에 힘이 없거나, 다리 저림, 부종, 동계, 숨 가쁨, 감각이 마비되는 등의 증상이 나타난다. 병이 진행되면 손발에 힘이 들어가지 않아 누워 있게 되고 그대로 심부전증을 일으켜 죽음에 이르기도 한다.

처음에는 흰쌀을 자주 먹는 상류층 사람들의 병이었으나 겐로쿠 시대 이후, 흰쌀이 널리 보급되자 참근교대(參勤交代)로 에도를 오가는 사람들에게서 주로 발병하였다. 그런데 이상하게도 에도에서 고향으로 돌아오면 상태가 나아지게 되었고, 각기병은 에도의 풍토병, '에도병'이라 불리게 되었다. 또한 오사카에서도 비슷한 일이 일어나 '오사카 부기'라고 불렸다.

이후 겐로쿠 시대에는 도시 사람들까지도 흰쌀을 먹게 되면서 각기병 환자가 계속 증가하였다.

메이지 시대에는 해군과 육군의 각기병 논쟁이 유명하였다. 그 무렵 각기병은 학생과 병정 3명 중 1명이 걸리고 많은 사망자가 발생하는 국민병이었다.

1882년, 전함 류조(龍驤)에서는 376명의 병사 중, 169명의 각기병 환자가 발생하였고, 25명이 사망하였다. 그 후, 호놀룰루에서 1개월간 정박하면서 그때까지의 식량을 전부 버리고, 새로운 고기와 채소를 실어서 승무원에게 주었더니, 각기병 환자 모두 건강을 되찾았다.

해군 군의관이었던 다카키 가네히로는 백미를 위주로 식사를 하는 수병(水兵)만이 각기병에 걸리고, 고기나 채소 등 부식이 많은 사관은 무사하였기 때문에 수병의 백미 위주의 식사가 각기병의 원인이라고 생각하였다. 그래서 원양 항해의 식사를 보리밥과 부식이 많은 식사로 바꾸었더니 각기병은 완치되었다.

한편, 육군의 총감이었던 모리 오가이는 각기병은 세포가 원인이라고 발표하며, 영양의 편중으로 각기병이 생길 일은 없다고 주장하였다. 그리고 그렇게 백미 위주의 식사를 계속한 결과, 러일전쟁 때 해군은 1명, 육군은 4,064명이 각기병으로 사망하였다.

각기병의 진정한 원인이 비타민B1 부족으로 명백해진 것은 그 이후, 메이지에서 다이쇼로 들어가면서부터이다.

1911년, 비타민이 발견되었고, 명명자(命名者)인 풍크(Casimir Funk)가 쌀겨에 함유된 화학물질의 부족이 각기병의 원인임을 발표하였다. 이것이 비타민B1이다.

사실, 풍크의 발견 수개월 전에 일본인인 스즈키 우메타로 박사가 항 각기 성분 '오리자닌=비타민B1'의 추출에 성공하였지만, 역사상으로는 뒤떨어진 형태가 되었다.

쇼와의 문호 다니자키 준이치로의 『세설』에서는 몸이 좋지 않음을 '비타민B 부족'이라고 이름하여, 아리나민(비타민 B1) 앰플제를 주사하는 모습이 묘사되어 있다. 이 작품은 1938년 경 상류층의 세태를 그린 작품으로 낭시 가정에서 비타민 주사를 맞고 있었던 것을 알 수 있다. 피로에 비타민 B1이 효과가 있다는 것을 당시 사람들도 알고 있던 것이다.

비타민B1 발견으로 각기병의 원인을 알게 되었다. 그리고 제2차 세계대전 이후 풍요의 시대를 맞이하고 연호가 헤이세이로 바뀌면서 편리하게 먹을 수 있는 음식도 증가하였다.

그러나 그런 시대가 와도 사실 각기병은 가라앉지 않았다. 운동을 하면 비타민B1을 많이 소비하는 데, 운동부 학생에게 각기 증상이 나타나면서 문제가 되었다. 에도나 메이지 시대에 볼 수 있었던 것과 같은 '현재성 각기'가 아닌, 나른함과 부종 등의 증상이 계속되는 '잠재성 각기(뇌질환)'이다. 이 요인은 청량음료나 스낵과자, 컵라면, 지나친 알코올 음료의 섭취로 인한 비타민B 부족이 원인이었다. 불필요한 것을 너무 많이 섭취해서 오히려 필요한 것을 낭비하고 있었던 것이다.

현재 내가 호소하고 있는 질적 영양실조는 이 무렵부터 나타나고 있었다고 할 수 있다.

► 대부분의 동양인은 비타민B1이 부족하다

대부분의 동양인은 많은 쌀을 먹는다. 먹는 양에는 개인차가 있지만 당질 섭취량이 많은 것은 변함이 없기 때문에 대부분 비타민B1이 부족이다. 따라서 일단 정제당질, 쌀 섭취량을 줄여야 한다. 또한 비타민B1 부족은 신체적인 면이 아니라 정신적인 면으로 먼저 나타난다.

앞서 말했듯이 비타민B1 부족+철 부족이 있으면 삶의 에너지가 만들어지지 않는다. 또 비타민B1 부족은 암과 각기병, 베르니케 뇌질환의 원인이며, 의식장애, 운동실조, 안구진탕, 호흡장애, 시력장애, 말초신경장애 등을 불러 일으킨다. 심해지면 근무력증, 작화증, 언어장애, 빈뇨, 기립성 저혈압 등을 동반한다.

즉 비타민B1의 결핍은 여러 가지 형태의 신경장애를 일으키는 것이다. 하지만 비타민B1에는 이런 신경장애에 대한 '항신경염작용'이 있다.

만성 알코올 의존증에는 베르니케 뇌질환이 자주 나타난다. 내가 정신과 병원에 근무하던 시절, 알코올 의존증으로 입원해 오는 환자에게는 베르니케 뇌질환의 예방 및 펠라그라 예방을 위해 비타민B1과 나이아신이 함유된 수액을 맞게 하였던 기억이 있다. 물론 내복약으로도 비타민B군을 처방하지만, 입원을 필요로 하는 경우는 최중도의 비타민B1 부족이기 때문에 내복약만으로는 부족하다. 따라서 첫 1주일 동안은 수액으로 치료하며, 이때 비타민B1의 양은 100~200mg이 필요하다.

당질과 지질의 대사를 촉진하고 성장을 돕는
비타민B2

이전에 비타민B3라고도 불리던 나이아신 역시 분자영양학에서 정신질환 치료에 빼놓을 수 없는 중요한 영양소이다. 나이아신의 복용 방법과 주의점 등은 이 책의 제5장과 『모든 컨디션 부진은 스스로 고칠 수 있다』에서 자세히 설명하고 있기 때문에 지금부터는 그 외의 비타민B군에 대해 설명해보도록 하겠다.

비타민B2는 B1과 함께 생활 습관병을 예방하는 데 꼭 필요한 영양소이다. 부족하면 피부와 점막이 민감해져 눈의 충혈, 피부염, 지루성 피부염, 구내염, 구각염 등을 일으킨다. 또 세포분열 장애를 일으키기도 하고 불임의 원인이 되기도 한다. 항정신병약을 장기투여하면 비타민B2가 부족하기 때문에 주의가 필요하다.

또한 비타민B2는 사람이 성장하는데 필수 영양소이다. 왜냐하면 지질 에너지 대사로 쓰이기 때문에 지질을 섭취하는 양이 많아질수록 부족하다. 동맥경화나 노화의 원인이 되는 유해물질인 과산화지질이 체내에 생기는 것을 막아준다.

이처럼 비타민B1과 B2, 그리고 나이나신에 항암 작용이
있다는 것은 80년 전에 바르부르크가 발견하고, 30년 전
미쓰이시 선생의 책에도 분명히 게재되어 있다.

▶ 단백질 대사에 필수적인 비타민B6

비타민B6은 단백질 대사에 없어서는 안 되는 아주 중요
한 비타민의 하나이다.

단백질을 섭취하면 체내에서 아미노산으로 분해되어 인
체에 필요한 형태로 재합성하는데, 이때 필요한 것이 바로
비타민B6이다. 분자영양요법을 실천하는 사람 중 고기나
프로틴 등을 많이 섭취하는 사람은 시간이 지날수록 비타
민B6의 필요량도 증가하게 된다. 고단백식일 때 비타민B6
이 부족하게 되면, 공격적인 성향으로 변하기 때문에 필요
량이 더 늘어나는 것이다.

비타민B6은 L-트립토판에서 나이아신을 합성할 때 보효
소로도 작용한다. 또한 피부, 모발, 치아를 건강하게 하고,

성장을 촉진하는 작용을 하고 있으며, 면역기능을 유지한
다. 반대로 비타민B6가 부족하면 피부염, 구내염, 습진, 두
드러기 등의 증상이 나타나고 알레르기 증세가 생기기 쉽
다. 또 월경 전후에 나타나는 초조함이나 우울감 등 호르
몬의 불균형 역시 비타민B6 부족이 원인이다.

소아의 학습장애나 행동장애 치료, 정신분열증을 치료
하려면 나이아신과 함께 충분한 양의 비타민B6이 필요하
다. 또 조현병 환자의 소변 중에는 크립토피롤(연보라색 물질)
이 배설된다. 지질이나 단백질이 산화된 것으로 비타민B6
과 아연 부족으로 인해 발생한다. 이러한 환자에게는 고용
량의 나이아신 투여가 필요하다. 즉 나이아신+비타민B6+
아연을 이용한 치료가 필요한 것이다.

이 조합은 자폐증 치료에도 사용되며 대다수의 환자에
게 효과를 나타낸다.

➤ 자꾸 힘이 빠진다면 비타민B6가 부족하다는 증거

비타민 B6 부족의 초기 증상은 손가락 저리고 쑤시는 느낌이 드는 것이다. 또 운전 중이나 잠들기 전 손에서 힘빠짐을 느끼는 경우도 많다.

이처럼 비타민B6 부족이 진행되면 손가락 관절이 딱딱해지고 구부려 펴기가 힘들어진다. 악력이나 손의 지각이 저하되는 것이다. 그래서 접시나 잔을 떨어뜨리게 된다. 종아리의 장딴지 부분에 쥐가 나는 증상과도 관련이 있다.

B6 부족은 폐경 후, 여성들에게 더 심각한 증상으로 나타나는 경우가 많다. 또 손 관절의 종창 및 통증을 동반하는 헤버든 결절(Heberden's nodes) 역시 비타민B6 부족으로 인해 생긴다. 비타민B6을 투여하면 부종이 개선되므로(이뇨제와 동일한 효과), 체중 감소가 있을 수 있다. 이는 월경 전, 임신부종에도 효과가 있다.

임신 중에는 비타민B6의 필요량이 증가하므로 고용량을 섭취해야 한다. 원숭이를 대상으로 한 실험에서도 비타민B6 부족은 동맥경화, 관상동맥 협착, 류머티즘, 어깨손 증후군을 일으키는 것으로 알려져 있다. 특히 류머티즘, 심장

질환, 당뇨병이 있는 사람에게는 고용량의 비타민B6가 필
요하다.

메가 비타민 건강법에서 비타민B6은 평균 100~500mg,
최고 1,000mg이 필요하다. 또 B50×3정+B6(250mg)×2정
으로, B6을 강화하는 치료도 있다.

▶ 적혈구 생성을 돕는 비타민B12와 엽산

비타민B12와 엽산은 적혈구가 정상적으로 분화하도록
돕는 역할을 담당하고 있다. 비타민B12가 부족하면 조혈에
지장이 생겨서 비정상적인 크기의 적혈구가 생기거나 적혈
구의 수가 감소함으로써 잘 낫지 않는 악성 빈혈이 된다.
일반적인 빈혈과 달리 비타민B12가 부족해서 생기는 빈혈
은 전신의 권태감이나 현기증, 두근거림, 호흡 곤란을 일으
키고 신경을 예민하게 만든다. 이러한 악성 빈혈 치료에는
비타민B12 1,000mcg 주사가 사용되고 있다. 악성이라는
이름이 붙었지만, 비타민B12와 엽산을 섭취하면 개선된다.

엽산은 세포 분열에 있어 중요한 역할을 한다. 수명이 약
4개월인 적혈구가 새로 만들어질 때 비타민B12와 함께 일

해서 조혈을 돕는다. 그러나 이때, 엽산이 부족하면 적혈구가 정상적으로 만들어지지 않아 빈혈의 원인이 된다. 또한 엽산이 부족하면 면역력이 저하되어 병에 걸리기 쉽다. 만약 임신 중이거나 수유 중일 때, 엽산이 부족하면 태아와 영아의 발육 부전을 일으킬 수 있다.

엽산은 채소에 많이 들어있지만 엽산이 효율적으로 작용하기 위해서는 동물성 식품에 많이 함유된 비타민B12와 함께 섭취하는 것이 좋다. 비타민B12에도 많은 종류가 있는데 그 중에서도 '히드록소 코발라민(hydroxo-cobalamin)'이 가장 활성도가 높은 것으로 알려져 있다.

비타민B12 부족으로 인해 몸 상태가 좋지 않은 사람은 의외로 많으며 채식주의자, 위 절제를 한 환자에게서 비타민B12 부족을 많이 볼 수 있다. 또 비타민B12 부족은 운동장애, 정신장애를 발생시키는 경우가 많기 때문에 정신질환을 앓고 있는 사람은 비록 빈혈이 없더라도 혈중의 B12 농도, 엽산 농도를 측정해야 한다.

◢ 면역력을 강화하고 저항력을 키워주는 판토텐산

비타민B5라고도 하는 판토텐산은 로저 윌리엄스 박사에 의해 발견되었다. 판토텐산은 모든 세포 속에 존재하는 성분으로 신경전달물질인 아세틸콜린 대사에 필요하며, 지질과 당질 대사에서 중요한 역할을 하는 것 외에도 체내에서 일어나는 많은 효소 반응에 관여하고 있다.

판토텐산은 스트레스에 대한 저항력을 키우는 데 필수적인 요소이다. 스트레스가 생기면 부신피질 호르몬이 분비하면서 스트레스와 맞서려고 한다. 이때 판토텐산은 부신의 기능을 강화하여 부신피질 호르몬의 산출을 촉진함으로써 스트레스에 대항하는 체제를 갖추게 된다.

알코올이나 카페인을 많이 섭취하는 사람은 판토텐산이 빨리 소모되기 때문에 매일 보충해 주어야 한다.

◢ 피부염 예방과 모발을 건강하게 하는 비오틴

비타민B7이라고도 하는 비오틴은 피부염과 백발, 탈모 등을 예방한다. 비오틴은 다른 비타민과 마찬가지로 당질이나

지질, 단백질의 대사를 도와 체내에서 아미노산으로 포도 당을 만드는데 필요하다. 비오틴이 부족하면 쉽게 피로해지고 무기력해지며, 습진이나 지병성 피부염, 식욕 부진, 메스꺼움, 구토 등의 증상이 나타날 수 있다. 또 지방의 대사가 악화되어 비만의 원인이 되기도 한다.

▶ 건강 유지를 위해 B50 콤플렉스를 1일 2회 섭취

'비타민B군은 종류가 여러가지라서 접근하기가 어렵다'고 생각할 수도 있다. 하지만 괜찮다. 이러한 비타민B군을 한꺼번에 섭취하는 비타민B50 콤플렉스가 있기 때문이다. B50 콤플렉스를 1일 2회 복용하는 것은(아침저녁으로 1정씩 등) 병에 잘 걸리지 않는 몸을 만들기 위해서 매우 중요하다.

비타민B군은 수용성 비타민이므로 체내에 축적할 수 없다. 그래서 여러 차례 투여가 필요한 것이다(지용성인 벤포티아민만 체내에서 축적할 수 있다).

비타민B50 콤플렉스를 복용한 뒤, 소변이 노란색이 되는 것은 B2의 작용에 의한 것으로 이상한 것이 아니다. 비타민

B군이 채워져 있는 신호로 파악하면 된다. 만약 건강진단 등의 소변검사 때에 신경이 쓰이는 사람은 전날 밤에만 복용하지 않으면 된다.

또 밤늦게 B50 콤플렉스를 먹으면 잠이 안 올 수가 있기 때문에 저녁에는 가능한 한 이른 시간에 먹는 것이 좋다.

비타민B1을 가장 많이 함유하고 있는 식재료는 돼지 등심으로 100g에 약 1mg이 함유되어 있다. B1을 100mg 섭취하려면 돼지 등심을 매일 10kg 먹어야 한다. 아무리 생각해봐도 B50 콤플렉스를 1일 2~3정 복용하는 것이 합리적이다.

비타민B군의 보충제에는 B75, B100 등 여러 종류가 있는데, 이는 함유량의 차이이다. 당연히 함유량이 많은 것이 좋을 것 같지만, B100을 1일 1회 먹는 것보다 B50을 2~3회 먹는 것이 일정한 비타민 농도를 유지하는데 도움이 된다. 격한 운동을 해서 비타민B군을 많이 소비하지 않는 한 B50으로도 문제없는 것이다.

헬렌 소울은 자신의 저서에서 'B50 콤플렉스를 1일 2회 복용하는 것은 건강 유지를 위해 매우 중요하다'고 기술하고 있다.

〈비타민 B군의 1일 필요량〉

- 비타민B1   100~300mg

- 비타민B2   50~100mg

- 비타민B3   2,000~3,000mg

- 비타민B5   100~200mg

- 비타민B6   100~500mg

- 엽산   400~800mcg

- 비타민B12   1,000~2,000mcg

- 비오틴   30~300mcg

- 콜린   500mg

※ 나우푸드(Now Foods)의 레시틴 1,200mg을 3정 섭취하면 콜린 500mg에 상당.

〈현재 나의 비타민B군 1일 섭취량〉

솔라레이(Solaray)의 B 콤플렉스75를 3정(아침, 점심, 저녁 1정 씩), 솔라레이 내츄럴(Solaray Naturals)의 벤포티아민 150mg을 2정(아침), 라이프 익스텐션(Life Extension)의 비타민B3 나이아신 500mg을 6정(아침, 점심 1정, 저녁 4정. 저녁에 많이 먹음으로써 숙면을 취할 수 있다).

제 3 장

기초부터 배우는 메가 비타민 ②

지용성 비타민

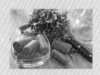

- 비타민E
  - 난임 극복과 젊음을 되찾아주는 항산화 비타민
- 비타민D
  - 뼈를 만든다. 면역력을 높여 감염증을 예방한다.
- 비타민A
  - 눈과 입의 점막. 상피를 보호해 암을 예방한다.

"

기름에 녹기 쉬운 지용성 비타민에는 비타민A, 비타민D, 비타민E, 비타민K 4가지가 있다.

앞 장에서 설명한 물에 녹기 쉬운 수용성 비타민은 소변 등을 통해 체외로 배출되기 쉬워서 대량으로 섭취해도 위험하지 않다. 하지만 지용성 비타민은 체내에 축적되기 쉬운 비타민이라서 섭취할 때 상한선이 있다.

대부분의 사람들은 지용성 비타민의 섭취가 충분하지 않다. 따라서 우선은 그 성질과 효과를 토대로 하여 적극적으로 섭취하는 것이 중요하다.

제 3장에서는 메가 비타민의 기본 ATP 세트에 함유된 비타민E와 발전 애드온 세트에 함유된 비타민A, 그리고 비타민D에 대해 설명한다.

수용성 비타민

비타민B1, 비타민B2, 나이아신(B3), 판토텐산(B5), 비타민B6, 비타민B12, 엽산, 비오틴(이상은 비타민B군), 비타민C

지용성 비타민

비타민A, 비타민D, 비타민E, 비타민K

"

비타민E
난임 극복과 젊음을 되찾아주는
항산화 비타민

▶천연형이 합성형보다 압도적으로 우수하다

비타민E는 1922년 미국의 연구자 허버트 에반스가 쥐를 이용한 실험으로 발견한 비타민이다. 비타민E의 별명인 '토콜페롤'은 그리스어를 결합한 조어로 '임신, 출산에 힘을 부여한다'는 의미이다. 에반스는 비타민E를 불임을 막아주는 비타민으로 발견했지만, 강력한 항산화 작용도 하는 것으로 밝혀지면서 혈관의 막을 보호하고 노화를 막아주는 '회춘 비타민'이라고 부른다.

비타민E에는 4가지의 '토콜페롤'이 있으며 각각 'α, β, γ, δ'라고 이름이 붙여져 있다.

또한 비타민E에는 천연형인 D형과 합성형인 DL형이 있다. 이 중 천연 비타민E인 'd-α 토코페롤'을 가장 많이 함유하고 있는 식품은 '소맥 배아'이다. 이름처럼 생소한 이 식품은 많은 사람들이 먹지 않으며, 그 밖에 충분한 양을 섭취할 수 있는 식품 역시 적다. 그렇기 때문에 많은 사람들이 비타민E 부족에 빠져있는 것이다.

합성형 비타민E(DL형)는 대사효소의 작용을 저해하는 면도 있어 효과가 약해진다. 따라서 비타민E 처방약인 '유베라' 역시 합성 DL형이기 때문에 대사에 관한 효과는 부족하다. 이러한 이유로 보충제의 비타민E는 반드시 표기를 확인하고 합성형이 아닌 천연형을 선택해야 한다(비타민C나 비타민B군은 합성형이라도 문제없다).

ATP 세트에 비타민E를 넣음으로써 대사보효소로서의 역할을 기대하는데, 그러기 위해서는 천연 비타민E인 d-α 토코페롤이 필요하다. 고용량의 비타민E로 심장질환을 치료한 에반 슈토박사도 d-α 토코페롤을 사용하였다.

▶믹스 토코페롤의 고평가

비타민E의 천연형인 D형의 4종류에 대해 아직 잘 알려지지 않은 부분들이 있는 것 같다. 나도 처음에는 $d-\alpha$ 토코페롤을 강력하게 추천해왔다. 그러나 최근 들어 같은 천연 $d-\gamma$ 토코페롤의 효과도 많이 볼 수 있게 되었다. 예를 들어 전립선암 줄기세포를 사멸시키는 것이 국제 분자교정 뉴스에 게재되어 있다. 또한 d. δ 토코페롤의 항산화 작용이 매우 강하다는 정보도 있다.

그래서 나는 $d-\alpha$ 토코페롤과 4가지 천연 토코페롤이 들어간 믹스 토코페롤을 병용하고 있다. 참고로 현재 클리닉에서 판매하고 있는 것은 $d-\alpha$가 400IU 함유되어 있는 믹스 토코페롤이다.

〈비타민E의 1일 필요량〉

- 비타민E 400~800IU

※지용성 비타민의 필요량은 개인마다 다르다. 위에 나온 기준은 한 가지 예시로 보길 바란다.

〈현재 나의 비타민E 1일 섭취량〉

- 비타민E 400(d-α 토코페롤) 400IU×3정

- 비타민E 1000(믹스 토코페롤 1정에 d-α가 1,000IU 들어 있음)×1정

- 토코민(믹스 토코페롤)×1정

- 지용성 비타민은 1일 1회 한 번만 섭취한다(아침, 점심, 저녁 언제나 가능).

➤ 비타민E의 항산화 작용이 비타민B군과 비타민C의 효과를 높인다

이번에는 비타민E의 항산화 작용과 ATP 생성에 대해 대략적으로 설명하겠다.

세포나 미토콘드리아와 같은 세포 소기관은 세포막, 미토콘드리아막 등의 생체막에 싸여 있다. 이 생체막에는 콜레스테롤 외에 인지질 등 불포화지방산이 많이 함유되어 있고 중요한 기능을 하고 있지만, 산소에 의해 자동적으로 '라디칼화=산화'되기 쉬운 것이 약점이다. 이것을 바로 '불포화지방산의 자동산화'라고 한다.

생체막으로 불포화지방산의 자동산화가 진행되면 '과산화지질'이라는 물질이 늘어나게 되는데, 이때 생체막은 유연성을 잃고 기능이 쇠약해진다. 또한 과산화지질은 노화에 따라서도 증가하는 물질이다.

여기서 활약하는 것이 비타민E의 항산화 작용이다. 비타민E는 생체막의 불포화지방산을 산화작용에게서 보호한다. 체내에서 산화가 진행되면, 생체막이나 세포가 열화(劣化)될 뿐 아니라, 산소 부족이라는 폐해를 가져온다. 이런 상황 속에서 비타민E 마저 부족하면 호흡으로 얻은 산소의 43%가 '불포화지방산의 자동산화' 때문에 낭비된다. 그 결과 혈액 속의 불포화지방산이 산화하여 혈액의 점도가 증가하고 혈류 장애를 일으킨다. 또한 생체막의 불포화지방산의 자동산화는 산소, 비타민, 미네랄의 흡수 장애를 일으킨다.

산소는 원래 미토콘드리아 내막에 있는 전자전달계에서 사용하는데 산소가 부족하면 ATP를 많이 만들 수 있는 전자전달계에서 '호기성 해당'을 할 수 없다.

따라서 비타민E가 있으면 산소, 비타민, 미네랄의 미토콘드리아 내 흡수가 개선된다. 즉 비타민E는 비타민B군과 비타민C의 효과를 강하게 하는 작용이 있는 것이다. 이렇듯 비타민E를 섭취하면 비타민B와 비타민C의 효과가 2배가 되어 나타난다.

➤ '불포화지방산의 자동산화'를 막는 것이 가장 중요

생체막이 산화하여 생기는 단점에 대해 자세히 알아보자. '불포화지방산의 자동산화'라는 현상은 우리 몸에 성가신 존재이다. 이것은 생체 외에 다른 곳에서도 일어나는 현상으로 모두가 잘 아는 '산화된 기름은 몸에 해롭다'라는 것과 같은 의미이다. 식물성 기름과 어류성 기름은 시간이 지남에 따라 산화하여 과산화지질이 생기는데, 이러한 현상을 '불포화지방산의 자동산화'라고 한다.

산화작용은 자외선에 닿으면 촉진되기 때문에 정말 좋은 기름은 자외선을 막는 차광 용기에 들어 있다. 또한 생선의 건어물과 냉동 참치 역시 불포화지방산의 자동 산화를 일으켜 과산화지질이 증가하므로 가능하면 피하는 것이 좋다.

산화된 기름의 섭취가 몸에 나쁜 것과 마찬가지로 이 현상이 체내에서 일어나는 것 또한 몸에 나쁘기 때문이다.

세포막과 미토콘드리아막 등의 생체막은 세포와 세포 소기관을 감싸고 암모니아 등의 독소를 배출한다. 이 일이 원활하게 이루어짐으로써 우리는 건강한 몸을 유지할 수 있다. 그러나 생체막에 들어있는 불포화지방산(인지질 등)은 산화되기 쉬운 성질을 가지고 있다.

활성산소는 생체막의 불포화지방산을 공격한다. 불포화지방산은 두 개의 분자가 결합되어 있는데, 미쓰이시 선생은 이를 '지네의 머리와 몸통의 꼬리' 두 부분으로 나누어 설명하고 있다. 머리는 한 개의 수소이고 몸의 꼬리 부분은 지방산의 본체이다. 이것이 활성산소(라디칼)의 공격을 받으면 각각 지방산 라디칼이 된다. 그 두 지방산 라디칼은 옆에 있는 불포화지방산을 공격해서 지방산 라디칼로 바꿔버리는 연쇄반응을 일으킨다.

이 공격에 제동이 걸리지 않으면 불포화지방산은 순식간에 다 타버린다. 연쇄반응이 종결된 후에 남는 것은 다 태워진 잔해라고 할 수 있는 과산화지질이다.

산소를 낭비하면 ATP가 만들어지지 않는다

이와 같이 산소를 낭비하면 다음과 같은 문제가 발생한다.

먼저 과산화지질이 증가하여 세포막과 같은 생체막이 단단해지고 제대로 된 기능을 발휘하지 못한다. 그렇게 되면 글루코오스, 아미노산, 지방산, 비타민, 미네랄 등의 영양소가 세포 안으로 반입되지 못하여 영양실조 상태로 변하고, 암모니아 등의 노폐물을 운반할 수가 없다. 그 다음은 앞에서도 말했듯이 산화에 의해서 산소가 낭비된다. 사람이 호흡하면서 흡수한 산소의 43%가 불포화지방산의 자동산화에 낭비되는 것이다.

산소는 미토콘드리아 내(정확히 말하면 미토콘드리아 내막)에 있는 전자전달계에서 사용하기 위해 존재한다. 하지만 세포막이나 미토콘드리아막에서 산소를 너무 많이 사용하면 미토콘드리아내에서 산소가 부족한 상태로 변한다. 즉, 세포 내의 에너지 대사가-혐기성배당을 주도하는 것이다. 이는 질병에 쉽게 걸리고 암 발병률이 높아진다는 결과로 이이진다.

가슴 가득 산소를 들이마셔도 불포화지방산의 자동산화를 억제하지 않으면, 세포 내부가 영양실조 상태로 변한다. 또 세포 내 영양과 산소 반입이 줄고 독극물 반출도 막힌다. 이것이 바로 여러 가지 질병의 원인이 되는 것이다. 심장질환이나 암 등에 걸리면 건강이 나빠져 수명 역시 짧아지게 된다.

이렇듯 비타민E 부족이 세포 내의 영양부족과 산소결핍을 일으키고 질병의 원인이 되는 것은 현대의학의 맹점으로 작용하는 부분이다. 또한 이 '불포화지방산의 자동산화'를 억제하여 과산화지질을 만들지 않도록 하는 것이 비타민E의 강한 항산화 작용이며, 비타민E가 '회춘 비타민'이라고 불리게 된 이유이다.

▶ 의학계에서는 무시당한 비타민E의 효과

FDA(미국 식품의학품국)는 1968년까지 비타민E의 필요량을 제시하지 않았으며, 1969년이 되어 제시한 필요량(RDA)은 15IU에 불과하였다. 식사로 비타민E를 섭취할 수 있는 양은 12IU 정도인데, 이 수치는 필요량, 치료량에도 못 미치는 낮은 수치였다. 분자교정 의사는 심장질환 환자에게는 비타민E를 3000IU까지 사용한다고 한다.

캐나다의 의학박사인 에반V. 슈트(Evan V. Shute)는 일찍부터 비타민E의 치료 효과를 밝혔다. 그렇게 비타민E는 결국 '모든 병을 치료하는 비타민'으로 불리게 된다.

〈슈트가 제시한 비타민E 효과〉

1936년　협심증을 개선시킨다.

1940년　자궁내막증, 선유종, 동맥경화증을 개선시킨다.

1945년　피부와 점막의 출혈을 개선시킨다.

　　　　당뇨병 환자에게 대한 인슐린 필요량을 줄여준다.

1946년　외상이나 화상의 치유를 촉진한다.

　　　　간헐성 파행, 급성 신장염, 혈전증, 간경변증, 정맥염, 부정맥을 개선시킨다.

1947년　괴저, 버저병(혈관염), 망막염, 맥락망막염을 개선시킨다.

1948년　전신성 에리테마토네스(SLE), 호흡곤란을 개선시킨다.

1950년　정맥염, 중증 화상에 효과적이다.

이 정도의 성과를 발표했음에도 불구하고 의학계에서는 계속해서 무시하였다고 한다. '특허를 받을 수 없는 영양소로 병이 나으면, 약이 팔리지 않는다'는 이유 때문이었다.

이처럼 미국 의학계는 슈트의 발견을 인정하지 않고 계속 거부하였다. 1960년대부터 미국 우체국은 비타민E의 운송을 계속해서 거절하고 있다.

1980년대에 폴링은 자신의 저서를 통하여 '지난 40년간 비타민E가 심리치료제에 가장 효과적인 치료약임을 인정하지 않았던 의학계는 많은 환자를 죽음으로 몰고 갔다. 또한 슈트의 비타민E 연구를 계속 무시하였으며, 조직적으로 건강유지를 위한 영양에 대하여 격렬한 비난을 계속 퍼부었다'라고 말하였다.

▶ '발견된 모든 병을 치료한다'는 평가

비타민E의 효과에 대한 증거는 많다. 서양의 분자교정 학계에서는 '발견된 모든 병을 고친다'고까지 말할 정도이다. 한 가지 영양소에 결핍이 발생하면, 각기 다른 질병들을 일으킬 수 있다. 이 말은 즉, 하나의 영양소가 아주 많은 다른 질병들을 치료할 수도 있다는 것을 의미한다.

슈트는 혈전증을 개선하려면 1,000~2,000IU의 비타민
E가 필요하다고 주장하였다. 경구피임약을 복용하고 있는
사람은 혈전증을 예방하기 위해 아스피린과 비타민E를 먹
어야 한다. 제약회사와 의학계 권위자들은 '고용량의 비타
민E는 항혈소판제의 작용을 강하게 하므로 위험하다'라고
주장하지만, 실제로는 항혈소판제에 비해서 비타민E의 작
용이 압도적으로 안전하다. 이렇듯 혈전증 치료 시에는 항
혈소판제의 복용이 필요하지만, 예방을 위해서는 비타민E
섭취가 필수다.

비타민E는 동맥경화를 개선하고 혈액점도를 낮추기 위해
혈압을 정상으로 낮추어 준다. 100~800IU의 투여로 심장
질환의 위험성을 30~40% 줄일 수 있으며, 2년간 2000IU
의 비타민E를 복용하면 치매 증상의 진행을 막을 수 있다
는 결과도 나왔다.

암에 걸렸을 경우는 2주간 1,125IU(750mg)의 비타민E를 투
여하면 면역세포에 있는 T세포의 능력을 나타내는 값을 늘
릴 수 있다는 연구와 함께 T세포가 자극을 받아 만들어진

인터류킨2(항종양 효과를 발휘)의 합성 능력을 22% 증가시킨다는 결과도 나오고 있다.

또한 당뇨병은 800IU, 혹은 그 이상의 양으로 인슐린 필요량을 줄일 수 있고, 1,800IU로 망막의 혈류를 개선할 수 있다고 한다.

그 외에 간질, 흡수불량증후군, 크론병, 낭포성 섬유증, 화상(부위에 도포한다)과 같은 외과 수술로부터의 회복, 면역기능 향상, 노화 방지, 암, 관상동맥 질환 등 비타민E는 모든 질환의 사망률을 낮춘다는 결과가 나와 있다.

▶ 비타민E의 용량은 어느 정도 필요할까?

이번에는 《뉴 잉글랜드 저널 오브 메디신(NEJM)》에 게재된 획기적인 연구에 대해 소개해 보겠다.

합계 12만 5,000명의 의료 종사자가 수년간에 걸쳐 총 83만 9,000여 명의 비타민E 섭취 상황을 검토한 결과, 최소 100IU의 비타민E를 매일 보충한 사람들은 심장병의 위험이 59~66% 감소하는 것으로 판명되었다.

이 연구는 비타민E의 단독 효과를 위해 생활양식의 차이

(흡연, 신체활동, 식물섬유 섭취, 아스피린 사용)를 조정하여 실시하였다.

또한 비타민E와 관련된 논문을 살펴보던 중, 음식 섭취를 통하여 보충할 수 있는 비타민E의 양에는 큰 차이가 없다는 것을 알 수 있었다. 비타민E가 적당히 포함되어 있는 음식을 먹은 사람과 비타민E가 많이 포함된 음식을 먹은 사람을 비교해 보니 약간의 심장 보호 효과밖에 차이가 나타나지 않은 것이다. 이는 식품에서 비타민E를 섭취하는 데 한계가 있다는 것을 보여준다. 이 논문의 저자는 고용량의 비타민E를 영양제로서 보충하는 것의 중요성을 강조하고 있다.

영국 케임브리지대학 연구자들 역시 관상동맥경화증 진단을 받은 환자들에게 1일 400IU~800IU의 천연 비타민E(d-α 토코페롤)을 보충함으로써 심장발작의 위험을 77% 낮췄다고 보고하였다.

비타민E가 폐암을 예방한다는 소식

미국 텍사스대학교 MD 앤더슨 암센터(The university of Texas

M. D. Anderson Cancer center)의 연구자들은 '비타민E를 많이 섭취할수록, 폐암의 발병 확률이 대폭 감소한다'는 사실을 발표하였다. 많은 양의 비타민E를 섭취하고 있는 사람과 적은 양의 비타민E를 섭취하고 있는 사람을 비교했는데, 폐암 발병 확률이 61% 감소했다는 희소식이었다. 하지만 주요 언론들은 이 소식을 보도하지 않았다.

미국에서는 매년 130만 명이 넘는 사람들이 폐암 진단을 받는다. 하지만 마땅한 치료 방법이 없고, 치료 효과 역시 좋지 않아 폐암으로 연간 약 120만 명이 사망한다.

뉴스 매체들은 이러한 사실을 모를 리 없겠지만 어떠한 이유에서인지 비타민E의 효능과 관련된 소식은 보도하지도 않았다. 구글(Google)에 비타민E를 검색하면 '비타민E는 암 위험을 높일 수 있다'고 주장하는 대형 뉴스 매체의 기사를 금방 찾아볼 수가 있다. 반면 비타민E가 어떻게 폐암을 예방하는지에 대해서는 찾기가 어렵다.

이처럼 많은 언론에서 '비타민E가 폐암을 감소시킨다'는 귀중한 소식을 보도하지 않고, 우선적으로 비타민E가 유해하다는 정보만을 보도한다. 아마 제약 회사의 이익이 되는 것을 제일로 생각하기 때문일 것이다.

이외에도 하버드 대학에서 10년이 넘는 기간동안 100만 명이 넘는 사람들을 대상으로 실시한 연구에 따르면, 비타민E 보충제는 근위축성 측상경화증(ALS)을 예방하는 데 효과적이며, 만성 간질환(비알콜성 지방성 간염) 치료에도 효과적이라고 한다.

이처럼 저렴하고 쉽게 구할 수 있는 비타민E가 많은 사람을 도운 사실이 올바르게 전해져야 한다. 비타민E는 많은 질병에 도움이 되는 영양소이기 때문이다.

비타민D
튼튼한 뼈를 만들고, 면역력을 높여
감염증을 예방한다

▶ 비타민D의 종류 - 효과가 있는 것은 비타민D3

지용성 비타민D에는 비타민D2(에르고칼시페롤)와 비타민D3
(콜레칼시페롤)이 있다(비타민D1은 발견 후 불순물에 가깝다는 사실이 밝
혀졌기 때문에 제외한다). 또 비타민D2는 식물에 들어있고, 비타
민D3은 동물에 게 많다. 비타민D2와 비타민D3의 기능은
동일하다고 알려져 있지만, 최근에는 비타민D3이 비타민
D2보다 2배 강한 작용을 한다는 의견도 있다.

비타민D는 '구루병'을 예방하는 물질로 발견되었다. 19세
기, 산업혁명으로 인하여 농작업을 하던 사람들이 영국의
공업도시에서 일하게 된 시기에 유럽 전역에서 유행하던 것

이 구루병이다.

구루병은 뼈가 연해져서 흉곽 모양이나 척추, 다리의 변형(안짱다리 등)을 일으키며, 어린아이의 경우 성장 장애가 일어나는 병이다. 팔과 다리에 경련이 일어나고 호흡곤란이나 구토를 하는 경우도 있다.

1892년, 영국의 연구자 팜은 구루병이 일어나는 원인이 지역 분포와 일조량에 관계가 있다는 것을 알아냈다. 그리고 1918년에는 영국의 의사 멜란비는 오트밀만을 먹이로 주며, 실내에서 사육한 개가 구루병을 일으켰고, 이후 대구 간유(대구나 명태 간 속에 들어 있는 오일)를 주자 구루병이 낫는다는 것을 발견하였다.

그 후, 미국의 연구자 맥 컬럼이 좀 더 자세히 연구하여 1922년에는 대구 간유 속의 구루병을 치료하는 데 효과가 있는 물질을 발견하였다. 그리고 이를 알파벳 순서대로 명명하여 비타민D라고 이름 지었다.

원래 비타민은 체내에서는 합성하지 않는 유기화합물이기 때문에 음식 등으로 섭취해야 한다. 그러나 비타민D는 체내에서 합성할 수 있다. 그래서 비타민이라기보다는 호르몬에 가깝다고 할 수 있다. 하지만 비타민D는 체내에서 만들어질 뿐만 아니라 외부에서 섭취하는 양으로도 유지가 가능하기 때문에 비타민으로 분류되어 있다. 호르몬은 체내에서 생성되는 것으로 한정되기 때문이다.

▶ 자외선 차단이 비타민D의 생산을 제한한다

대부분의 사람들에게 비타민D의 주요 공급원은 태양 자외선(자외선 B파)이다.

피부색이 검은 사람은 햇빛이 강한 장소에 알맞게 적응하고 피부색이 하얀 사람은 햇빛이 약한 장소에 알맞게 적응한다. 또 검은 피부는 자외선의 해로운 영향을 막아주는 장점이 있지만, 자외선 B파가 피부에 충분히 침투하여 '7-데히드로 콜레스테롤'이라는 전구체에서 비타민D를 생성하는 것을 방해하기도 한다.

하얀 피부는 비타민D를 더 빨리 생성할 수 있다는 장점이 있지만, 자외선이 가지고 있는 해로운 성분으로 인해 악성 흑색종(nali ant melanoma)이나 다른 피부암이 발생할 확률이 높다.

자외선을 막아주는 썬크림은 자외선 B파를 막아주어 피

부가 타지 않게 도와준다. 그러나 동시에 비타민D의 생산도 막아버린다. 그렇기 때문에 썬크림을 사용할 때에는 비타민D 영양제 섭취가 반드시 필요하다.

다음 표는 이토 내과의원(히로시마시)의 원장, 이토 긴로 선생이 조사한 비타민D의 혈청 농도이다. 정상 수치를 충족하는 사람은 0명이고 검사 인원들의 평균 수치는 정상 수치의 절반 이하임을 알 수 있다.

비타민D의 혈청농도

2015년부터 직원 건강검진(연구용) 등으로, 2016년 10월부터는 재택 및 시설 입소의 고령자를 중심으로 조사(2017년 6월 17일 조사).

평균값 14.7ng/ml
(검사 인원 138명, 평균 연령 65.2세, 남성 28명, 여성 110명)
• 세계적으로 정상 기준이 되는 30ng/ml 이상인 사람은 0명
• 20ng/ml 이상, 14.5% (20명)
• 10~20ng/ml, 71% (98명)
• 10ng/ml 이하의 극단적인 결핍인 사람은 14.5% (20명)

여성
90대 평균 14.7ng/ml
80대 평균 13.5ng/ml
70대 평균 14.2ng/ml
60대 평균 14.9ng/ml
50대 평균 13.6ng/ml
40대 평균 14.3ng/ml
30대 평균 16.4ng/ml
20대 평균 16.0ng/ml

남성
90대 평균 9.3ng/ml
80대 평균 13.9ng/ml
70대 평균 15.1ng/ml
60대 평균 19.4ng/ml
50대 평균 16.0ng/ml
40대 평균 16.1ng/ml
30대 평균 17.6ng/ml
10대 평균 24.5ng/ml

(출처 : 이토내과의원 블로그)

▶비타민D는 골다공증과 골절을 예방한다

비타민D의 주된 기능은 칼슘 대사의 조절이다. 그리고 소장에서 칼슘 흡수를 높이고 소변으로 배출되지 않도록 한다. 또 뼈에서 혈액 속으로 칼슘을 방출하여 혈중 칼슘 농도를 높이는 작용을 한다. 이는 뼈의 생성과 강화로 이어진다.

골다공증에 걸린 사람은 혈중 비타민D 농도가 낮은 것으로 알려져 있다. 골다공증에서 제일 무서운 것 '대퇴골경부 골절'이다. 그러나 칼슘+800IU의 비타민D를 투여하면 대퇴골경부 골절은 43% 줄일 수 있다.

미국의 비타민D 기준 값(DRI)은 600IU이지만, 이것으로는 너무 적다. 호퍼의 이미니는 여러 번 골절상을 입었다고 하는데, 비타민D를 1일 2,000IU를 꾸준히 섭취한 후에는 골절을 입지 않았다고 한다.

100여 가지 질환을 개선

비타민D가 뼈의 기능에 긍정적인 영향을 미친다는 것은 이미 잘 알려져 있다. 하지만 최근 연구를 종합해 보았을 때 비타민D는 100여 가지 질환을 개선시키는 것으로 밝혀졌다.

많은 종류의 암(특히 전립선암, 대장암, 유방암, 피부암, 난소암), 심장질환, 당뇨병, 세균 감염증, 바이러스 감염증, 다발성 경화증을 포함한 자가면역 질환, 신경난치병, 치매 등을 예방하고 개선하는 효과가 있으며, 신체능력을 향상시키는 효과도 있다. 또한 세포의 증식과 분화, 생체방어기구, 염증, 면역 등 다방면으로 생체기능 조절에 관여하여 면역력 향상, 난임 개선 등에도 효과적인 것으로 밝혀졌다

➤ 비타민D와 비타민K의 균형이 중요

비타민D는 대부분 부족하기 때문에 많은 양을 섭취해도 과잉될까 걱정할 필요가 없다. 주의할 것은 비타민K와의 균형이다.

비타민K는 출혈 시에 혈액을 응고시키는 작용을 한다. 신생아에게 주는 '비타민K 시럽'이 유명하지만, 이것은 생후 3주~2개월 사이에 갑작스런 두 개 내 출혈을 일으키는 '신생아 K결핍성 출혈증'을 막기 위함이다.

비타민D를 대량 섭취하는 경우에는 비타민K가 소비되어 결핍될 수도 있다. 그렇기 때문에 1만IU의 비타민D를 섭취할 경우 100~200mcg의 비타민K를 섭취할 필요가 있다.

최근에는 비타민D3과 비타민K2를 조합한 보충제도 출시되었다. 또 낫토를 좋아하는 사람은 비타민K가 풍부한 낫토를 1일 1팩 먹는 것도 좋다.

이 2가지의 조합은 뼈를 보호하는 효과도 높여준다. 골다공증을 고민하는 여성을 대상으로 비타민K와 비타민D3 섭취에 따른 골밀도 변화에 대한 연구를 진행하였다. 그 결과, 비타민K와 비타민D3을 2년 이상 동시 섭취하면 골밀도가 증가한다는 사실을 알 수 있었다.

〈비타민D 1일 섭취량〉

- 섭취량은 5,000~1만 IU(5,000IU를 1~2정)

- 꽃가루 알레르기 대책에는 비타민D를 2만~3만 IU

  (5,000IU를 4~6정)로 시작

- 알레르기 증상이 가라앉으면 5000~1만 IU

  (5000IU를 1~2정)로 감량

- 혈청25(OH)D 농도는 40ng/ml 이상이 목표

  ※지용성 비타민의 필요량은 개인마다 다르다. 위에 나온 기준은 예시로 보길 바란다.

〈현재 나의 1일 비타민D 섭취량〉

- 비타민D 1만IU를 격일 1정(브랜드는 상관없다), 나우푸드

  (Now Foods)의 MK 7 비타민 K2, 100mcg을 격일 1정

  ※지용성 비타민은 1일 1회 한 번에 섭취한다(아침, 점심, 저녁 언제라도 가능).

▶︎현대인은 비타민D가 부족하기 쉽다

요즈음은 여행과 같은 일로 자외선의 영향을 받는 일이 생긴다. 어떤 비타민D 연구 논문에서는 '장소와 생활 습관의 변화에 의해 생기는 자외선B파와 비타민D 결핍이 21세기 최대 중증 질환을 초래하고 있다'라는 소견으로 끝맺음하고 있다.

일반인들의 비타민D 부족은 심각하다. 비타민D는 햇볕을 쬐는 것으로 생성된다. 일광욕으로 비타민D를 합성하기 위해서는 4월에서 9월까지의 기간에 10시~14시 사이, 최저 15분간 햇볕을 쬐어야 한다.

하지만 실내 업무 증가 등에 의해 햇볕을 쬘 수 있는 시간이 줄어들고 있다. 더욱이 2020년부터 세계를 위협하고 있는 신종 코로나 바이러스의 영향으로 세계 각지에서 락다운(Lockdown)이 이루어지고 있다. 사람들이 외출하지 못하고 건물 안에 틀어박혀 있는 시간이 길어질수록 비타민D의 체내 합성은 더욱 어려워진다.

▶ 비타민D는 면역력을 키우고 감염은 막는다

비타민D 수용체는 생체 방어나 면역과 관련된 세포(단구, 대식 세포, 항원제시 세포, 활성화T 세포 등)에서 나타나고 있다. 이는 비타민D가 생체 방어와 면역과 관련된 부분에서 중요한 기능을 한다는 것을 의미한다. 이처럼 비타민D로 인한 감염 위험의 감소 효과에 대한 관심은 시간이 지날수록 높아지고 있다.

비타민D는 면역계의 폭주(暴走)인 '사이토카인 폭풍(cytokine storm)'을 피하는 기능을 가지고 있다. 면역에는 태어나면서 갖고 있는 '자연 면역'과 병원체나 독소 등 이물질과 접촉하여 얻은 '획득 면역(적응 면역)'이 있지만, 비타민D는 두 면역계에 모두 긍정적인 작용을 일으킨다. 이렇듯 비타민D의 감염위험 감소효과는 계속해서 발견되고 있으며, 인플루엔자, HIV, C형 간염 등의 바이러스 감염 예방 효과도 일부 보고되고 있다.

비타민D는 신종 코로나 바이러스 대책에서도 항바이러스 작용을 하는 비타민C와 함께 꼭 필요한 비타민으로 분류하고 있다.

다발성 경화증은 비타민D 부족으로 발병한다

다발성 경화증(MS)의 원인 중 하나는 비타민D 부족이다. 비타민D가 부족하면 뼈에 함유된 칼슘의 양이 줄어드는데 이로 인해 다발성 경화증이 일어나는 것이다. 또한 다발성 경화증은 위도(緯度)*가 높아짐에 따라 발병률이 높아진다. 이는 햇볕의 노출에 따라 달라지기 때문이다.

소아기에 비타민D 농도가 낮으면 나중에 다발성 경화증의 원인이 된다고 하지만 치료가 불가능한 질병은 아니다. 예시로 비타민D+칼슘+마그네슘을 투여하면 다발성 경화증의 발병률은 떨어진다. 1만 2,000IU의 비타민D를 투여해서 2주 만에 개선시킨 적도 있다.

비타민D에 의한 암 위험 저감 효과

노르웨이에서 유방암, 결장암, 폐암, 림프종 환자 658명을 대상으로 실시한 연구가 있다. 암 진단 후 90일 이내에

---

*유럽계 백인에게서 가장 빈번하게 발생하며 동양인과 흑인에게서는 발생률이 상대적으로 낮다. 발생률은 위도 45~60도에서 가장 높고, 적도나 극지에 가까워질수록 낮아진다.

혈청25(OH) D 값을 측정하고, 최장 9년 동안 추적하였다. 추적 결과 18ng/ml 이하인 그룹과 비교하여 혈청25(OH) D 값이 32ng/ml 의 그룹에서는 암에 의한 사망 위험이 66% 낮아진 것을 확인할 수 있었다. 이처럼 암을 앓고 있는 분들에게 비타민D는 생명줄이라고도 할 수 있다. 또한 약 6만 명의 피보험자를 대상으로 분석한 결과에 따르면 비타민D 혈중 농도 값이 가장 높은 부류와 가장 낮은 부류를 비교하여 보니, 혈중 농도값이 높은 쪽의 10년간 사망 위험률이 낮은 쪽보다 29% 낮은 것으로 나타났다.

해외 북반구에 살고 있는 사람은 동절기에 하루 1,000~4,000IU의 비타민D를 보충제로 섭취해야 한다고 한다. 하지만 요즈음 실내에서 보내는 시간이 늘고 있는 것을 감안하면 지금은 어디에 살든 일년 내내 비타민D를 섭취해야 한다.

비타민D 보충은 엄청난 건강효과를 내는 저렴하고 매우 효과적인 방법이기 때문이다.

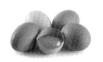

비타민A
눈과 입의 점막, 상피를 보호하여
암을 예방한다

▶ 과학명의 레티놀은 '망막'에서 유래

비타민A는 과학명 '레티놀'이라고 해서 '레티나(망막)'의 이름을 따서 지어졌다. 그 이름 그대로, 시력 유지에 필수적인 지용성 비타민으로써 부족하면 야맹증이 나타나는 것으로 알려져 있다. 또한 세포 분화에 깊이 관여하고 있으며, 점막과 상피의 건강유지, 항산화 작용, 암 예방에도 필요하다.

비타민A는 체내에서 활성형인 레티놀. 레티날. 레티노산, 저장형인 레티닐 에스테르 등의 형태를 띤다.

여기서 레티놀은 시각 세포에서 광자극 반응에 관여하는 로돕신이라는 물자의 합성에 이용되는데, 이로 인해 어두

컴컴한 곳에서 시력을 유지하는 기능을 한다. 또 레티놀이 상피세포에서 발암물질을 줄이는 것으로도 알려져 있으며, 레티노산 역시 암과 싸우는 성분을 가지고 있다.

β–카로틴은 비타민A의 전구체

녹황색 채소에 포함된 '카로틴'은 동물 체내에서 비타민A의 전구체인 '프로비타민A'로 작용한다고 알려져 있다.

카로틴은 'β-카로틴' 외에 'α-카로틴', 'γ-카로틴', '크립톡산틴' 등이 있지만, 체내에서 가장 효율적으로 변환하는 것은 β-카로틴이다. 체내에서 비타민A가 부족하면 β-카로틴이 비타민A로 변환된다. 그렇다고 β-카로틴이 모두 비타민A로 변환되는 것은 아니다. 또 흡수 효율과 비타민A로 변환되는 비율을 고려하면, β-카로틴은 레티놀의 6분의 1 이하의 효력이라고 알려져 있다.

식물성 식품이 식생활의 중심이었던 과거에는 비타민A 결핍증이 자주 보였다. 지금은 비타민A 부족으로 인한 야맹증과 같은 증상은 눈에 띄지 않지만, 건강 수준을 높이기 위해서 좀 더 섭취할 필요가 있다.

▶ 수송(캐리어) 단백질과 결합하여 각 조직으로

비타민A는 위장에서 분해된 후 기름과 함께 소장 상피세포에서 흡수되어 수송(캐리어) 단백질과 결합한 뒤, 혈액을 통해 간과 다른 조직까지 엄중하게 운반된다. 따라서 모처럼 섭취한 비타민A를 전신에 운반·전달하기 위해서는 충분한 단백질이 필요하다.

비타민A는 비타민 중에서 몸에 가장 많이 축적된다. 가장 큰 저장고는 간이며, 몸에 있는 비타민A의 50~80%, 대략 200일 분을 축적하고 있다고 한다.

▶ 고단백으로 비타민A 부작용을 예방

비타민A는 너무 많이 섭취하면 부작용이 생긴다고 알려져 있다. 부작용의 증상으로는 탈모 발생, 피부 벗겨짐, 근육통, 두통, 점막 증상으로서 입술의 염증, 위통, 결막염 등이 있다.

부작용을 일으키는 것은 체내에 단독으로 존재하는 비타민

A이다. 기본적으로 비타민A는 수송 단백질과 결합한다. 이 때 수송 단백질과 결합하지 않은 단독의 비타민A에는 계면 활성 작용이 있기 때문에 세포막을 융해한다. 이것이 부작용을 일으키는 것이다. 즉 비타민A는 단백질과 결합하고 있는 한, 부작용이 일어나지 않는다.

많은 양의 비타민A를 섭취하는 경우, 그에 비례하는 단백질 섭취가 잘 이루어져야 한다. 고단백식을 하고 있으면서 비타민A 부작용이 생기는 경우는 드물다. 하지만 대부분의 사람들은 비타민A가 부족한데 이로 인한 데미지가 더 크기 때문에 비타민A를 더 적극적으로 섭취해야 한다.

미국이 정한 비타민A의 일일 권장량은 5,000IU이다. 클레너는 20만IU로 환자를 치료하였고 클레너 자신도 15년 동안 7만 5,000IU를 섭취 했음에도 아무런 부작용이 없었다고 한다.

그러나 10만 IU를 오랫동안 섭취하면 과잉섭취로 인한 중독 증상이 일어날 수도 있기 때문에 주의해야 한다.

▶ 비타민A 혈중 농도의 개인 차이는 10배

비타민A는 몸에서 필요로 하는 양과 흡수 능력이 각각 개인 차이가 큰 편이다(이는 지용성 비타민들이 전반적으로 해당되는 내용이다).

25명에게 4가지 비타민A를 13만 4,000ug 가량 투여하여 혈중 농도를 측정한 기록이 있다. 그 기록에 따르면 혈중 농도의 개인차는 10배 정도 된다는 것을 알수 있다.

나의 경우 10만 IU를 1개월 복용하였더니 손발이 간지러운 증상이 나타났다. 그로 인해 현재는 2.5만 IU를 복용 하고 있다. 내 여동생은 2.5만 IU로 상태가 안 좋아져서 격일 복용하였다. 우리 집안은 암에 걸린 사람이 한 명도 없기 때문에, 비타민A 혈중 농도가 높아도 고용량의 비타민A는 필요하지 않다고 판단하였다. 그러나 친족 중에 암에 걸린 사람이 있는 집안의 경우에는 평소 고단백식을 하고, 10만 IU를 목표로 증량하는 것이 바람직하다.

그리고 미국의 비타민A 기준량(RDA, DRI)은 3,000~5,000IU 이지만, 이것으로는 턱없이 부족하다.

〈비타민A 1일 섭취량〉

- 1만 IU로 시작하여, 5만 IU까지 증량
- 섭취 상한은 7만 5,000~10만 IU
- 임신 중에는 1만 IU
- 암과 싸우려면 50만 IU가 필요하다는 의견도 있다.
- 필요량의 개인차는 10배 이상이다

※지용성 비타민의 필요량은 개인별로 차이가 있으므로 위의 내용은 하나의 예시로 참고할 것

〈현재 나의 비타민A 1일 섭취량〉

- 비타민A 2만 5,000IU 1정(어느 제품이든 상관없다)

※지용성 비타민은 1일 1회 한 번에 섭취한다(아침, 점심, 저녁 언제 든지 가능).

◤ 점막과 상피를 건강하게 유지한다

입이나 코, 목, 폐, 위장 등을 덮고 있는 점막을 '상피세 포'라고 한다.

비타민A의 레티노산은 이 상피세포의 형성과 기능에 크게 관여하고 있는데, 점막의 면역기능을 정상적으로 수행하여

기미와 주름을 막아주는 안티에이징 효과, 피부와 모발을 아름답게 유지시켜 주는 미용 효과가 있다.

점막이 건강하면 바이러스나 세균의 침입으로부터 신체를 보호할 수 있다. 반대로 비타민A가 부족하면 점막이 건조해져서 상처가 잘 나고 외부로부터의 감염에도 약해져서 염증을 일으킨다.

감기에는 비타민C가 유명하다. 이에 폴링은 감기 치료에 대해 '급성기에는 비타민A를, 만성기에는 비타민C를 복용하는 것이 좋다'고 하였다. 이렇듯 감기 증상이 나타나면 비타민A를 2~3일 동안 10만 IU를 2회에 나누어 복용하는 것이 좋다. 단 부작용을 피하기 위해서는 일주일 이상 복용하지 말아야 한다.

▶ 모든 세포 분화와 발달에 필요하다

비타민A는 모든 세포의 성장과 '세포 분화'에 관련된 비타민이다.

체내의 세포가 어떠한 역할을 하는 것을 세포 분화라고 한다. 그 세포가 근육으로 쓰였다면 '세포가 근육 세포로 분화하였다'고 표현한다. 즉 비타민A는 심장, 폐, 신장 등 기관이 정상적으로 형성되고 유지하는데 중요한 역할을 한다.

또한 성장 호르몬을 만드는데도 비타민A의 역할이 중요하다. 따라서 임산부나 유아에게 특히 더 필요한 영양소이다.

그리고 스테로이드 호르몬은 성장 호르몬에 대항하기 때문에 스테로이드를 투여 할 때, 비타민A도 함께 투여하면 스테로이드 부작용을 억제할 수 있다.

▶ 비타민A는 면역을 강화하여 암을 예방한다

비타민A에는 세포분열을 정상적으로 유지하는 작용이 있다는 사실을 알게 되었다. 암은 세포 분열이 비정상적인 속도로 진행되는 병이다. 그러한 점에서 비타민A의 항암 작용이 주목받고 있다.

비타민A가 부족하면 상피세포, 점막세포가 각화(두껍고 단단해 짐)하고 건조해진다. 대부분의 암은 상피세포에 생기기 때문에 비타민A가 부족하면 암에 걸리기 쉽다.

암세포 분열이 멈추지 않는 것도 비타민A 부족이 원인이다. 세포 표면의 다당체는 다른 세포와 접촉하여 암세포 분열을 억제하는 효과를 만들어 내는데, 이 다당체를 만들기 위해서는 비타민A가 필요하다. 암세포 분열은 이 다당체가 부족하기에 멈추지 않고 일어나는 것이다. 또 비타민A 100만 IU로 암세포 막을 녹이는 방법도 있다. 이렇게 비타민A는 성장, 발달, 건강유지에 큰 영향을 준다. 비타민A는 산화되기 쉬운 특징이 있지만 비타민E가 있으면 산화를 막을 수 있기 때문에 동시에 섭취하는 것이 좋다.

ATP 세트, 애드온 세트를 실천할 때 참고하자

앞 장에서는 수용성 비타민, 그리고 이번 장에서는 지용성 비타민의 기능에 대해서 알아보았다. 그렇다면 다음에 나온 'ATP 세트' 및 '애드온 세트'를 실천하면서 보충제를 섭취할 때 참고하기 바란다. 여기에서 다시 한 번 제 1장에서 소개한 ATP 세트와 애드온 세트를 복습해 보자.

〈ATP 세트 1일 섭취 기준〉

- 철: Now 아이언 36mg(킬레이트 철), 필요량 약 100mg
- 비타민B: B50 콤플렉스, 필요량 100~300mg
- 비타민C: C1000, 필요량 3000~9000mg
- 비타민E: E400(d-α토코페롤 함유), 필요량 400~800IU

〈ATP 세트 먹는 방법의 참고, 1일 섭취량〉

- 철: Now아이언 36mg(킬레이트 철), 3정(저녁에 3정)
- 비타민B: B50 콤플렉스, 2정(아침, 저녁에 1정씩)
- 비타민C: C1000, 3정(아침, 점심, 저녁에 1정씩)
- 비타민E: E400(d-α토코페롤 함유), 1정(아침에 1정)

※철과 비타민E는 동시에 섭취해서는 안 된다. 비타민E는 아침, 철은
저녁처럼 8시간 정도의 간격을 두고 복용한다.
※B50은 늦은 시간에 먹으면 불면증에 걸릴 수도 있다.
저녁은 가능한 이른 시간에 먹도록 한다.

〈애드온 세트 1일 섭취 기준〉

- 비타민A: 2만 5,000IU(※임산부는 1만 IU까지)
- 비타민D: 1만 IU
- 셀레늄: 200mg

※ 애드온 세트는 지용성 비타민과 미네랄의 조합이기 때문에 1일 1회 한 번에 섭취가 가능하며, 다른 약과 병용해도 문제가 없으므로 아침, 점심, 저녁 언제든지 복용할 수 있다.

이처럼 메가 비타민의 기본 세트인 ATP 세트에는 많은 양의 수용성 비타민C와 비타민B, 그리고 지용성 비타민E가 함유되어 있다.

또 메가 비타민의 발전 세트인 애드온 세트에는 많은 양의 지용성 비타민A와 비타민D가 함유되어 있다.

비타민에는 지금까지 계속 말한 것처럼 우리 몸이 질병에 걸리지 않도록 만드는데 필수적인 요소가 들어가 있다. 그래서 몸 안에 들어가 다양한 비타민과 미네랄이 호르몬과 네트워크 작용을 하며 움직이는 것이다.

다시 한번 말하지만, 프로틴 1일 20g(60cc)×2회를 꾸준히 섭취하면 동시에 킬레이트 철을 복용하면 당질을 줄일 수 있다. 이것이 습관처럼 자리를 잡아가면 메가 비타민의 기본 세트인 ATP 세트를 시작하는 것이다. 또 건강 유지와 질병을 예방하고 싶은 사람은 애드온 세트를 추가하면 된다.

'복합적인 비타민 섭취가 필요하다면 멀티비타민을 섭취

하는 것이 좋지 않을까?'라고 생각하는 사람들도 있을 것이다. 그러나 멀티비타민을 섭취하면 각 비타민의 절대량이 부족해진다.

ATP 세트로 삶의 에너지인 ATP를 만들고, 애드온 세트로 점막을 강화하여 질병을 예방한다. 여기서 각각 명확한 목적을 가지고 지속하기 위해서는 각 비타민의 효능을 잘 생각해 두는 것이 중요하다.

분자영양학이
우리를 더 건강하게
만드는 이유

- 팬데믹을 극복하다
- 분자영양학의 전망

"

　지금까지 분자영양학에서 중요한 역할을 하는 주요 비타민에 대해 설명하였다. 그리고 앞으로는 분자영양요법으로 질적인 영양실조를 해소하고 컨디션을 조절하며 면역력을 키워두는 일이 더 중요하다.

　제4장에서는 현재 가장 관심이 높은 신형 코로나 바이러스에 대해 분자영양학의 입장에서 대책을 설명하겠다. 그리고 앞으로 더욱 중요해질 분자영양학의 전망에 대해 알아보도록 한다.

"

팬데믹을 극복하다

▶ 비타민C가 코로나 바이러스에 감염된 가족을 구하다

상하이에 사는 의사가 어떤 우한 여성과 인터뷰한 기사가, 2020년 3월 5일 발행된 분자교정 매디슨 소식 서비스에 개재되었다.

그 소식에 따르면 그녀는 부모님과 형제, 올케 등 6명의 식구들과 함께 살고 있었다. 71세의 어머니는 역류성 식도염을 포함하여 당뇨병과 심장병 등 여러 만성 질환을 앓고 있었다. 그녀는 어머니가 독감 같은 증세를 보이며 38도까지 열이 오르자 가족 모두에게 경구 비타민C를 섭취하게 하였고, 자신도 하루 약 2만 mg를 섭취하였다. 어머니는 딸의 절반 이하로 복용하였다고 한다.

그 후 그녀의 어머니는 코로나 바이러스 확정 판정을 받아 입원하게 되었다. 그녀의 가족들은 병원에 방문하여 간단한 방호복을 입고 어머니를 돌보았는데, 가족 모두가 매일 고용량의 비타민C를 꾸준히 복용한 덕분에 아무도 코로나에 감염되지 않았다고 한다. 하지만 이후 그녀의 어머니는 상태가 나빠졌고 큰 병원으로 옮겨 인공심폐 장치를 장착하기에 이르렀다. 그런 그녀의 가족들은 주치의에게 비타민C 수액을 의뢰하였고, 주치의의 동의 후 하루에 약 1만 mg까지의 비타민C를 맞게 해 주었다고 한다. 그렇게 ICU (Intensive Care Unit, 병원 내의 특수 치료 시설로 중환자실이라고도 한다)에서 20일 동안 싸운 후 어머니는 몸을 회복하였고, 매일 같이 IVC 치료(Intravenous Vitamin C, 고농도 비타민C 링거 치료)를 병행하여 결국 코로나 바이러스를 완치하였다.

어머니의 연령이나 만성질환 병력 및 고령자에게 높은 신종 코로나 바이러스의 사망률을 고려하였을때, IVC 치료는 어머니의 증상 개선에 큰 역할을 했다고 볼 수 있다.

중국은 신종 코로나 바이러스가 발생한 나라이지만, 현재는 다른 나라보다도 봉쇄에 성공한 상황이다.

이처럼 중국의 우한과 상하이 등 몇몇 도시에서는 신종 코로나 바이러스 예방 및 치료에 비타민C가 효율적이라고 공식으로 인정되어 대량 투여를 실천하고 있다.

► 신종 코로나 바이러스로 인한 폐렴 예방과 증상 완화에는 비타민C가 효과적이다

분자교정 요법을 추진한 앤드류 소울 박사는 비타민C가 신종 코로나 바이러스에 대해 예방 및 완화 효과가 있다고 강하게 주장하고 있다.

그는 "고용량의 비타민C 섭취는 신종 코로나 바이러스의 유행을 늦추고 심지어 감염을 예방할 수 있다. 비타민C가 가지고 있는 강력한 항바이러스 효과는 의료 현장에서 수십 년 전부터 활용되어 왔다. 이런 사실들이 있음에도 불구하고 미디어에서는 '비타민C의 항바이러스 효과, 특히 신종 코로나 바이러스에 대한 효과적인 접근'에 대한 내용을 거의 다루지 않고 있다"라고 발언하였다.

물론 일반적인 감염 방지 대책은 사회적 방역이라는 의미로도 필요할 것이다. 하지만 개인의 건강관리 측면에서는 소울의 말처럼 신체의 항산화력 및 면역력을 가능한 한 끌어올리는 것이 중요하다. 만일 소량의 바이러스에 노출되었다고 해도 면역 기능이 정상이라면 질병에 걸리거나 중증으로 퍼지지 않도록 막을 수 있다.

이처럼 바이러스가 대량으로 증가한 다음 치료제를 투여하는 것 보다 예방에 힘쓰는 것이 현명하다. 또한 이미 증상이 나타났다고 해도 비타민C와 비타민D의 병용은 조기 회복에 있어서 필수다. 후유증 문제도 거론되고 있는 현재, 치료에 메가 비타민을 병용하여 저항력을 키우는 것이 좋다.

➤ 감염증을 위한 보충제 권장량

분자교정 소식 서비스 및 국제 분자교정 의학회의 의사들이 바이러스 감염 예방 및 증상 완화를 위한 영양요법을 알리고 있다.

- 비타민C : 3,000mg/일(또는 그 이상 나누어 복용할 것)
- 비타민D3 : 2,000IU/일(1일 5,000IU로 시작, 2주 후부터 2,000 IU로 감량. 5,000IU는 125μg에 상당)

- 마그네슘: 400mg/일(구연산 마그네슘, 사과산 마그네슘, 또는 염화 마그네슘으로)

- 아연: 20mg/일

- 셀레늄: 100μg/일(성인에 대한 섭취량. 어린이에 대해서는 체중에 따라 복용량을 조정)

이처럼 비타민D, 마그네슘, 아연, 셀레늄을 비타민C와 동시에 섭취하여 바이러스에 대한 면역기능을 강화할 것을 제시하고 있다.

► 바이러스 침입 후 체내 반응과 비타민C

생체는 바이러스가 침입하면, 인터페론이나 항체, NK(내추럴 킬러) 세포 등으로 바이러스와 싸운다. 여기서 인터페론은 당단백이며, 바이러스에 감염된 세포가 만들어 분비한다.

인터페론에 접촉한 상처가 없는 세포는 항바이러스 단백질을 만들고, 바이러스의 증식을 막아준다. 바이러스에 처음으로 감염되면, 그 항체가 만들어지고 몸에서 기억한다. 그 결과, 두 번째로 침입할 때는 신속하게 항체 생성이 일어나 감염을 막을 수 있게 된다.

항체가 몸속에 남이 있는 기간은 바이러스에 따라 다르다. 또 항체는 바이러스의 표면과 결합하여 세포의 흡착을 막거나, 유전자(DNA와 RNA)가 밖으로 나가지 못하도록 증식을 막는다.

인터페론이라는 이름은 바이러스 증식에 간섭(인터페어(interfere))한다는 의미로 붙여졌다. 인터페론은 면역 세포에서 분비하는 사이토카인(저분자 단백질. 생리활성물질)의 일종으로 바이러스에 감염된 세포가 분비되면 주변 세포에게 '바이러스가 침입했다'는 경고를 전한다.

또 인터페론은 세포가 각종 바이러스 증식 억제 단백질을 촉진하도록 만들어 바이러스가 퍼지지 않도록 도와준다.

이처럼 중요한 역할을 담당하는 인터페론은 비타민C를 필요로 한다. 인터페론의 생산을 위한 보효소가 비타민C이기 때문이다. 따라서 비타민C가 고갈되어 있다면 신종 코로나 바이러스를 포함한 모든 바이러스로부터 위험해지게 된다.

▶나의 신종 코로나 바이러스 대책

해외의 코로나 상황과 분자영양학의 이론과 실천을 바탕으로 여기에 나의 신종 코로나 바이러스 대책을 설명해 보도록 하겠다. 바이러스 감염 예방 차원에서 링거를 여러 번 맞으면, 에너지가 생기고 컨디션이 좋아지는 효과를 느낄 수 있다.

〈신종 코로나 바이러스 예방. 1일 섭취량〉

- 당을 끊어서 바이러스의 '먹이'를 끊는다.
- 프로틴 : 규정량 20g(60cc)×2회
- 비타민C : 장 내성 용량(6~30g)
- 세렌 : 1개월까지는 400mcg, 이후 200mcg
- NAC(N-아세틸시스테인) : 1,000~200mg(항산화 작용을 나타내는 아미노산의 하나, 글루타치온의 전구체)
- 그 외에 비타민A, 비타민D, 비타민E, 아연, 마그네슘 등

NAC(N-아세틸시스테인)은 글루타치온의 전구체이지만, 글루타치온은 면역 세포를 지켜주어 직접적인 항바이러스 작

용도 기대할 수 있다. 또한 면역계 내의 균형을 조정하는 데 있어서도 매우 중요하다.

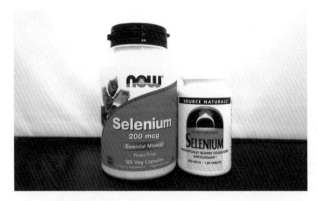

셀레늄(왼쪽부터 나우(Now), 소스 내추럴 셀레늄)

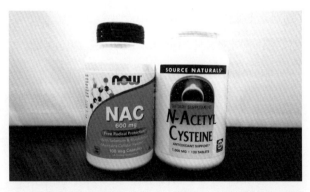

NAC(왼쪽부터 나우(Now), 소스 내추럴의 N-아세틸시스테인)

미네랄 중에서 셀레늄, 마그네슘, 아연을 비타민C와 함께 섭취하면 바이러스에 대항하는 면역기능이 좋아지는 것으로 나타났다.

만일 감염되었을 경우 다음 대책이 효과적이다.

〈신종 코로나 바이러스 감염 초기. 1일 섭취량〉

- 프로틴 양을 예방 시의 배로 증량
- 비타민A: 10만 IU(2일 한정)

※임산부는 1만 IU로 한정

- 비타민C: 30분 마다 5g, 배탈이 나면 절반으로 낮춘다
- NAC(N-아세틸세스테인): 4,000~6,000mg
- 가능하면 비타민B+비타민C+글루타치온 수액: 비타민 B(B1,B3, B6은 100mg)+비타민C(30g)+글루타치온(1800mg)

이것으로 완벽하지 않을까?

위에 제시한 치료법은 본인부담 진료이고 1시간 30분 정도가 소요된다. 다만 유일하게 '마이코플라즈마'에는 효과가 없다.

[참고] 바타민B+바타민C+글루타치온 수액

제약명
- 증류수 500ml(250ml을 빼기. 혈관통 방지를 위해 조금 희석시킨다.)
- 비타메진 2A
- 플라비탄(20) 2A
- 나이클린(50) 2A
- 판토신(100) 1A
- 황산마그네슘(1) 1A
- 카르티콜8.5%(5) 1/2A
- 비타민C(2g) 15A
- 글루타치온 (200) 9A

링거에 포함된 비타민 양
- 비타민 B1 : 100mg
- 비타민 B2 : 40mg
- 나이아신 : 100mg
- 판토텐산 : 100mg
- 비타민 B6 : 100mg
- 비타민 B12 : 1mg
- 비타민C : 30g

대상이 되는 질환
- 암
- 바이러스 감염증 (코로나 바이러스, 대상포진, 바이러스성 간염 등)
- 세균감염증
- 만성통증
- 요추 염좌 등

나는 코로나 예방 차원으로 월 1회, 바타민B+비타민C+
글루타치온 수액을 맞고 있다. 처음에는 주 1회 접종 하였
지만, 예방효과가 충분하였기 때문에 횟수를 줄였다.

신종 코로나 바이러스에 걸려 입원한 환자는 이 수액 치
료를 일주일 동안 매일 지속하면 도움이 될 것이다. 단 중
증환자에게는 비타민C의 양을 50g으로 증량하자.

물론 아직까지 신종 코로나 바이러스를 완치할 수 있는
치료약이 개발되진 않았다. 이 수액 치료는 항바이러스 작
용, 항염증 작용, 해독 작용, 혈전 위험 저하 등 우리 몸이
바이러스와 더 잘 싸울 수 있도록 도와준다. 그렇기 때문에
나는 신종 코로나 바이러스로 입원 치료를 하는 모든 환자
들에게 이 수액 치료를 권장한다.

➤ 마스크를 너무 오래 쓰면 암이 생길 수 있다고?

신종 코로나 바이러스로 인한 지나친 공포는 건강한 멘
탈을 파괴하여 결국 면역력을 떨어뜨린다. '시작하며'에서도
언급했지만, 코로나를 극단적으로 무서워하면 오히려 질적
영양실조가 생길 수 있다. 그런데 코로나가 무섭다고 항상

마스크를 쓰면 어떻게 될까?

항상 마스크를 착용하면 산소 섭취량이 떨어져서 혐기성 해당이 적절하게 이루어지지 않는다. 그리고 여러 가지 다른 질병의 위험이 높아지고, 암 발생률도 높아진다. 즉 코로나를 지나치게 무서워하는 사람이 가장 암에 걸리기 쉬울 수 있다는 말이다.

마스크는 대중교통이나 여러 사람이 모이는 실내에서는 반드시 필요하지만, 혼잡하지 않은 길을 걸을 때, 사람들이 많지 않은 장소 등에서는 본인의 판단하에 적절하게 벗는 것이 좋다.

매일 불안한 정보를 접하는 세상이지만 스스로 건강을 챙기고 면역력을 높여서 코로나에 대한 공포를 떨쳐내도록 하자. 겁이 난다고 아무것도 하지 않고 인생의 소중한 날들을 헛되이 보내서는 안 된다. 조심하면서도 너무 무서워하지 않는 것이 중요하다.

분자영양학의 전망

▶ 대형 제약회사의 지원을 받는 항비타민제

미국 국립의학 도서관에서 발행한 의학 문헌 데이터 메드라인(MEDLINE)에는 '비타민은 효과가 없고 위험하다'라는 내용의 논문이 많이 기재되어 있다.

이러한 논문은 모두 대형 제약회사의 지원을 받아 작성한 항비타민제 관련 논문이다. 반대로 '메가 비타민은 우리에게 효과가 있고 안전하다'는 내용의 논문은 분자교정의학저널(Jom(Journal of Orthomolecular Medicine))에 많이 게재되어 있다.

왜 동일한 내용의 논문이 메드라인(MEDLINE)에는 게재되어 있지 않은 것일까? 이는 패러다임의 차이로 인해 채택

되지 않았기 때문이다. JOM 논문은 MEDLINE에 기제되어 있지 않기 때문에 대부분의 의사들은 비타민의 효과 등에 대해 완벽하게 알지 못한다. 따라서 MEDLINE을 통해서 비타민에 대해 공부하려는 의사들은 비타민에 대해 완전히 잘못 이해하게 되는 것이다.

미국의 분자교정 책(Chronic disease)에는 "중증 바이러스성 폐렴을 비타민C 링거로 치유할 수 있었던 연속 7사례'라는 논문을 여러 의학 잡지에 수없이 투고해 보았지만 한 번도 수리되지 않고 모두 반환(reject)되었다."라고 기록되어 있다.

▶비타민 공격의 역사

앞서 제2장에서 비타민C의 효능을 세상에 알린 폴링이 비타민C의 효과를 확산시켰을 때, 심한 비난이 일어났다고 서술하였다. 이때 미국의 FDA(미국 식품의약국)는 시판 중인 880만 정의 비타민C를 회수하였다. 비타민C에는 '아스코르브산 나트륨'이 사용되고 있는데, 이 나트륨이 신장에 좋지 않다는 이유에서였다. 소금에 포함되어 있는 나트륨과는 비교가 안 되는 적은 양의 나트륨을 가지고 트집을 잡은 것이다.

당시 FDA는 세계적인 청량음료 제조사에게 카페인 함유량 표시의무를 제외하는 혜택을 주고 있었다. 제조사의 오랜 시간에 걸친 '운동'의 성과인 것이다.

의사 중에도 집요하게 폴링에 대한 비판을 계속하는 사람이 있었다. 하지만 그 의사는 66세라는 비교적 젊은 나이에 사망하였고, 폴링은 93세까지 장수하였다.

21세기에 들어서도 비타민에 대한 공격은 가라앉지 않고 있다. 최근 일본에서도 비타민C의 효능을 부정하는 의사들이 있었다. 그러나 이는 단지, 그들 스스로가 조사하고 공부하지 않아 생긴 착각과 오류에 불과하다.

▶ 미디어 리터러시 능력을 높인다는 것

미국에서는 아직까지도 비타민에 대한 공격이 계속되고 있다.

NIH(미국 국립위생연구소)가 보충제 등 건강보조식품의 안전성에 의문을 제기하는 보고를 하였는데, 앤드류 소울은 이에 대해 '미국인의 절반 이상이 매일 건강보조식품 등을 통해 비타민을 복용한다."라고 반박하였다.

실제 영양요법에 종사하고 있는 대학의 교직원, 의학연구자, 의사의 독립된 의사회는 비타민 보충제는 매우 안전하다고 주장하고 있다.

하지만 어떠한 이유에서인지 NIH는 의학품의 위험성은 전혀 무시하면서 비타민 섭취에 대한 근거없는 우려를 나타내고 있는 것이다.

미국 독극물통제센터협회(AAPCC, American Association of Poison Control Centers)에 의해 매년 집계된 통계에 따르면 멀티비타민으로 사망한 사람은 단 한 명도 없다. 다만, 철 과잉(보충제가 아닌 의약품 주사제)으로는 연간 2명이 사망하였다.

한편 2003년에는 아스피린 단독 복용에 의한 사망자는 59명이었다. 철 과잉으로 인한 사망률보다 약 30배 높은 사망률인 것이다. 또 다른 의약품과 아스피린을 조합하여 복용한 경우의 사망은 더 많아지고 있다.

미국의 의사, 의학연구자들은 몇 년마다 대학에서 제약회사로 이직하거나 제약회사에서 정부기관으로 이직하는 경우가 아주 많다. 그렇기 때문에 제약회사의 이익이 되도록 미디어를 사용한 비타민 공격도 다른 나라들보다 분명 많을 것이다.

이런 공격을 빈번하게 하는 미디어들은 뉴욕타임스, USA Today, ABC 뉴스 등이며, 이러한 내용은 호퍼, 헬렌, 소울의 책에 자주 나온다.

따라서 우리는 분자영양학의 지식과 함께 미디어 리터러시 능력을 키울 필요가 있다. 분자생물학, 생화학에서 이끌어 낸 분자영양학, DNA분자의 작용이라는 진실에 입각한다면, 경험주의적인 논문의 덫에 걸려들지도 않을 것이다.

▶ 완전히 일치했다! 호퍼의 범부족병

'범부족병(Pandeficiency Disease)'이란, 호퍼의 나이아신 책에서 처음 나온 말로 단백질 부족, 필수 지방산 부족, 비타민 부족, 미네랄 부족 등 모든 영양소가 부족한 상태를 말한다.

설탕을 포함한 정제당질을 섭취하면 몸에서 비타민, 미네랄의 사용을 촉진하여 결국 비타민과 미네랄을 부족하게 만든다. 그리고 장기간 동안 비타민 부족이 심각할 경우 우리 몸의 균형을 해칠 수 있다. 즉 비타민을 일반적인 양보다 100~1,000배 더 많이 투여해야 하는 상황인 것이다 (특히 비타민B군이 의존증을 일으키기 쉽고, 비타민B군 중에서는 나이아신이 가장 의존증을 일으키기 쉽다).

암은 오랜 시간 비타민C가 부족하였기 때문에 발생한다. 따라서 암 환자를 치료할 때는 비타민C 10~12g을 내복하거나 비타민C 20~100g을 링거로 투여하는 등 암을 예방할 때보다 더욱더 많은 고용량의 비타민C가 필요하다.

또 호퍼는 '미국, 캐나다 인구의 절반 이상이 범부족병 (Pandeficiency Disease)에 걸려있다'고 말하였다. 나는 이 의견과 같은 생각이다.

모든 만성질환은 범부족병(Pandeficiency Disease), 즉 질적 영양실조로 인해 발생한다.

따라서 모든 만성질환 치료에는 고단백 저당질식의 식사, 꾸준한 메가 비타민 실천, 그리고 적절한 지방산과 미네랄 섭취가 필요하다.

▶ 병명을 대담하게 재분류하다

이번에는 호퍼의 귀중한 지식을 바탕으로 질적 영양실조의 관점에서 본 질병을 6가지로 분류해 보자.

- 코딩 부족병(단백 부족)
- ATP 부족병(철 부족, 마그네슘 부족)
- 비타민B1 부족병(각기병)
- 나이아신 부족병(펠라그라 부족, 조현병)
- 비타민C 부족병(괴혈병)
- 비타민D 부족병(구루병)

이러한 조합으로 대부분의 질병과 그 원인을 밝힐 수 있을 것이다. 호퍼는 질병의 80%는 영양 부족으로 생긴다고 서술하고 있다. 결핵=괴혈병+구루병, 신경난치병=각기+펠라그라, 암=각기+괴혈병, 백혈병=괴혈병 등 모두 영양부족이 본질인 것이다.

미쓰이시 선생은 의학은 학문이 아니라고 한다

다음 문단은 미쓰이시 선생의 글이다.

의학을 인간의 몸에 빗대어 말하자면 부정맥을 일으켰을 때 '이 사람에게 부정맥이 생겼어요!'라고 말한 다음 객체에서 정보를 꺼내는 것이다(중략)

칸트식으로 말하면 현재 의학은 학문이 아니기 때문에 검사나 검사에 대한 정보를 꺼내어 해결하려는 것이다(중략)

객체에서 정보를 꺼내는 행위는 경험주의적 입장이다. 어떤 사람의 맥박이 이상해졌다고 해보자. 이때 의사가 부정맥이 생겼다고 말하는 건 경험이다. 그런 경험은 의사 뿐 아니라 우리에게도 입력될 수 있다. (학문이란) 이러한 종류의 경험주의가 아니다. 상대성 이론도 뉴턴의 역학도 경험주의가 아니다.

(미쓰이시 이와오, 『미쓰이시 이와오 업적 28』)

미쓰이시 선생은 '폴링의 메가 비타민도 경험주의라고 비판받고 있다. 또한 ○○와 □□의 상관관계를 검토하는 것이 현재의 의학연구이다. 흔히 말하는 증거는 학문이 아니다'라고 딱 잘라 말하고 있다.

또 자신의 저서 『물리의 법칙, 화학의 법칙』에서 '인과관계를 밝히는 것이 진정한 학문이다'라고 말한 미쓰이시 선생은 일반적인 의사와는 전혀 다른 사고의 패러다임을 가지고 있다. 그의 시선에서는 내과나 정신의학 등 임상의학은 모두 경험주의에서 그 상관관계를 보고 있기 때문에 학문이 아닌 것이다. 반면 생화학이나 생리학 등 기초의학은 서로 인과관계가 존재하기 때문에 학문으로 본다. 그러나 그중에서도 병리학은 경험주의이기 때문에 학문으로 보지 않는 것이다.

콘도 마코토의 저서 『당신의 암은 가짜다』에도 이와 같이 쓰여있다. '만일 모든 의사가 충분한 능력을 갖추고 있다고 하자. 그렇다 할 지라도 오진 문제와 떨어질 수는 없다. 왜냐하면 병원에 따라 혹은 의사마다 암을 진단하는 기준이 다르기 때문이다'

의학도 마찬가지지만 우리가 가볍게 쓰는 '건강'이라는 말도 경험주의적인 한쪽 면만 인식하여 사용하는 경우가 많을거라 생각한다.

▶건강 수준을 높인다는 의미

건강하다는 것은 어떤 상태를 가리키는 걸까? 쾌식·쾌면·쾌변을 하는 것, 병에 걸리지 않는 것, 또 삶의 보람을 갖는 것 등 각자의 기준에 따라 다를 것이라고 생각한다. 하지만 이 말에 아쉬움이 남는 건, 바로 학문에 입각하지 않은 점 때문이다. 미쓰이시 선생이 말한 '건강이란 어떠한 상태를 말하는가'에 입각한 학문은 자연과학이며 생명과학, 곧 분자생물학을 말한다.

DNA의 이중나선구조가 발견된 이후, 생명현상의 골격이 물리학으로 설명되었으며, 여기서 패러다임 전환이 일어나고 있다.

분자생물학에 따르면 생체는 유전자 DNA의 지시에 따라 움직인다. 즉 DNA 활동이 어떤 제약을 받고 있으면 건강하지 못한 것이다. 따라서 건강하지 못한 사람, 혹은 몸이 약한 사람에게는 DNA가 명령을 완전히 수행할 수 없다.

DNA는 아미노산의 배열을 결정하며, 단백질을 만드는 방법을 적어놓은 설계도이다. 또 아미노산에는 20가지의 종류가 있는데, 모두 충분한 양이 없다면 DNA의 지시를 모두 수행할 수 없다. 즉 건강 수준이 낮아진다는 의미이다.

미쓰이시 선생은 '고단백식은 많은 질병을 예방하는 수단이자 자연 치유 조건 중 하나이며, 이는 분자생물학의 당연한 결과이다'라고 말하였다.

미쓰이시 선생이 말한 고단백식 이론은 고단백식+메가 비타민+항산화 물질이다. 조금 더 자세히 살펴보면 고단백식+메가 비타민(특히 비타민C, 비타민E 중시)+적절한 미네랄+적절한 필수 지방산+항산화 물질인 것이다. 이 방법으로 온갖 난치병을 치료하였으며, 그 효과들은 미쓰이시 선생의 업적에 다수의 사례로 게재되어 있다. 그 사례와 경과를 보는 것만으로도 경의롭다.

질병은 질적 영양실조의 개선으로 치유될 수 있다. 앞서 말하였지만, 질적 영양실조란 당질 과다+단백질 부족+지방산 부족+비타민 부족+미네랄 부족을 뜻한다.

현재 내가 실천하고 있는 방법론은 '미쓰이시 이론+당질제한+철'이라고 할 수 있다. 미쓰이시 선생은 30년 전에 "패러다임의 전환이란 '사고'의 전환이며, 새로운 데이터는 필요하지 않다"고 하였다.

분자생물학이 세상에 알려지기 전부터 존재하였던 고전 영양학(칼로리 영양학)은 패러다임이 너무 오래 되었다. 그렇다고 칼로리 계산 방식 자체에 이의를 제기하는 것은 아니다. 그 칼로리를 위주로 한 영양학의 사고의 틀이 오래되었다는 것이다. 이것을 아직도 대학에서 가르치고 있다니, 우스운 이야기이다.

영양 관리사가 "균형 있게 드세요."라고 하고, 의사가 "칼로리를 줄입시다."라고 하는 말이, 이제는 비극이자 희극처럼 느껴진다.

▶ 정답은 '분자영양학적으로 무엇을 먹어야 하는가'이다

DNA의 지시대로 효소 단백질을 충분하게 만들기 위해서는 단백질이 부족하면 안 된다. 균형잡힌 식사를 하는 사람은 단백질이 부족하게 되는 것이다. 또 확률적 친화력이 낮은 대사를 보충하기 위해서는 메가 비타민+적절한 미네랄이 필요하다. 즉 누구나 질적 영양실조의 개선이 필요한 것이다.

세상에는 다양한 식이요법이 있다. 그리고 당질 제한을 주장하는 의사들 중에서는 당만 끊으면 프로틴이나 비타민 보충제는 필요 없다고 말하는 사람도 있다. 하지만 이 말을 완전히 이해하지 못한 상태에서 그 말만 있는 그대로 받아들이면 받아들인 정도의 그저그런 건강밖에 얻을 수 없다.

그들이 흔히 말하는 '인류는 원래 무엇을 먹어왔는가'라는 패러다임은 낡았기 때문에 이 부분은 나에게 전혀 흥미가 없다. 또 내가 생각하는 정답은, '분자영양학적으로 무엇을 먹어야하는가'이다. 이 말을 이해하고 받아들이는 것이 모든 건강의 시작이며, 아픈 곳을 고치는 의미로나 질병을 예방하는 의미로 매우 중요하다.

제 5 장

흔히 생기는 궁금증과 실패집

66

　마지막으로 이번 장에서는 그동안 상담을 통해 들었던 질문들과 흔히 겪을 수 있는 실패에 대해 모아 둔 '맞아 맞아 모음집'을 살펴본다. 『우울을 지우는 마법의 식사(레드스톤), 『모든 컨디션 부진은 자신이 고칠 수 있다』에서도 모음집을 게재해 왔다. 여기서 소개한 바와 같이 분자영양학의 방식은 높은 실적을 올리고 있으며, 실제로 환자의 80%는 개선 효과를 보이고 있다.

　하지만 생각하던 결과를 바로 얻을 수 없는 경우도 있다. 그렇기 때문에 시간을 갖고 차분히 임하는 것이 중요하다. 나름대로 생각하여 속도와 섭취량 등을 조정하는 건 괜찮지만, 기본과 순서를 기억해 놓지 않으면 효과를 얻을 수 없다. 따라서 흔히 생기는 의문과 실패를 모아 둔 이번 장을 통하여 자신이 올바르게 이해하였는지 확인하기 바란다.

99

갑자기 당을 끊었더니 컨디션이 나빠졌다

지금까지 많은 양의 당질을 섭취하던 사람이 갑자기 당질 제로를 목표로 당을 끊게 되면, 현기증, 휘청거림, 두통, 복통, 권태감 등으로 컨디션이 나빠질 수 있다.

⚒ 이걸로 해결! **당질 제한은 여유있게 시작한다**

전기에너지가 없으면 전자 제품은 움직이지 않는다. 이와 마찬가지로 사람도 살아가는데 필수 에너지인 ATP가 없으면 활동을 할 수 없다. 따라서 갑작스런 당질 제한으로 에너지가 급격히 부족하면 현기증, 휘청거림, 두통, 복통, 권태감 등이 생겨서 몸 상태가 나빠진다.

에너지 대사 과정에서는 당과 지방이 어떻게 대사되는지를 이해해 두어야 한다. 그것은 '글루코스(포도당)의 혐기성 해당→호기성 해당', '지방산→호기성 해당'이라는 생화학적 매커니즘이다.

대사에는 산소가 불필요한 '혐기성 해당', 그리고 산소가 이용되는 '호기성 해당(구연산 회로+전자전달계)'이 있다.

혐기성 해당에서는 하나의 글루코스 분자가 피루브산이라는 에너지 대사에 필요한 물질이 될 때까지 10회 이상의 화학반응을 거친다. 그렇게 ATP가 2개가 되면(4개 가능하지만 중간에 2개 소비), 이 과정에서 대량의 비타민과 미네랄을 소비한다.

한편 호기성 해당은 구연산회로를 거친 전자전달계에서 38개의 ATP가 만들어지기 때문에 매우 효율적이다. 이때 단백질과 비타민B군, 철은 빼놓을 수 없다.

지방을 에너지원으로 삼는 지방산에서는 더욱 효율적이다. 지방산 재료가 좋다면(라드 등 지방산 탄소수가 16개인 것), 직접 호기성 해당 사이클에 들어갈 수 있기 때문에 ATP를 129개나 만들 수 있다.

이렇듯 지방을 대사하는 건 중요하지만, 갑자기 바꾸려고 하면 몸은 지방을 연료로 잘 사용하지 못한다. 그렇기 때문에 아직 '지방을 연료로 잘 못 쓰는 사람'이 갑자기 당을 끊으면 에너지 부족으로 몸 상태가 안좋아진다. 따라서 단계적으로 단백질과 비타민B군, 철을 섭취하여 당의 대사가 효율적으로 이루어진 뒤, 지방 대사로 전환하는 것이 중요하다. 철, 단백질이 부족하면 영양 부족으로 인해 극단적인 일을 당할 수도 있기 때문이다. 따라서 차근차근 이어간다는 마음가짐으로 느긋하게 당질 제한부터 시작하자. 하루 식사 중 '계란 3개+고기 200g+프로틴 20g(60cc)×2회+킬레이트(Chelate) 철'을 충분히 섭취하고, 쌀과 밀은 반으로 나누어 먹는다. 이때 청량음료나 과자 같이 설탕이 들어간 것은 되도록 피하는 것이 좋다.

특히 단백질과 철이 부족하기 쉬운 여성의 경우 갑자기 지방산 연소 대사로 바꾸기 어렵다. 지방 대사로 바꾸기 위해서는 BUN 수치는 15, 페리틴(Ferritin) 수치는 50정도가 되어야 한다. 그러하니 우선은 조급해하지 말고 당질을 반으로 줄이고 단백질과 철을 충분히 섭취하는 것부터 시작하자.

2 프로틴이 몸에 잘 안 받는 것 같다

프로틴을 처음 먹을 때는 아무 이상이 없다가 1개월 정도 지나고 갑자기 못 먹는 사람이 있다. 반대로 처음부터 구토나 복부팽만감, 설사 등 소화기 이상 증상이 나타나는 사람도 있다.

이걸로 해결! 프로틴 1일 5g(15cc)×2회부터 시작한다

이 책에서 소개한 건강법은 프로틴을 복용하지 않으면 시작할 수가 없다. 프로틴 복용이 모든 건강법의 첫 단계이기 때문이다. 따라서 프로틴 1일 섭취량인 20g(60cc)×2회를 매일 지속하여 복용하는 것이 중요하다.

프로틴이 몸에 잘 안 받는 사람이 프로틴을 먹으면, '속이 메스껍다', '위에서 이상한 느낌이 난다', '배탈이 난다'고 호소한다. 또 아예 소화하지 못하고 바로 화장실로 직행하는 사람도 있다. 이러한 증상 역시 오랜기간 동안 단백질이 부족했기 때문이다.

프로틴은 소화 효소 작용에 의해 아미노산으로 분해한 뒤 체내에 흡수된다. 그러나 단백질이 부족한 사람은 소화 효소가 부족하여 흡수가 잘 되지 않고 그 때문에 몸에서 받아들이지 못하는 것이다.

좀 더 빨리 소화 흡수 능력을 높여서 많은 양의 프로틴을 복용하고 싶은 마음은 안다. 하지만 여기서 조급해하지 말기 바란다. 일에는 순서가 있는 법이다.

단백질이 부족한 사람은 우선 큰 결핍 부분을 메우고 서서히 효과가 나타난다고 생각하는 것이 좋다. 앞서 말하였지만, 소화 효소가 부족하다는 것은 단백질이 상당히 부족하다는 것을 의미한다. 그렇기 때문에 조금씩 부족한 양을 보충해 나가는 것이 중요하다. 서서히 부족한 양을 보충해 나가다 보면 소화 능력이 향상되어 머지않아 프로틴을 먹을 수 있게 될 것이다.

또 본인의 소화 흡수 능력보다 많은 양의 프로틴을 먹었을 때 구역질이나 설사가 일어난다는 것은 '정상적인 소화기관의 반응'이라고 할 수 있다. 이 경우 소화 흡수 능력에 맞는 양만큼 줄이면 어렵지 않게 프로틴을 먹을 수 있다. 우리 병원에 다니는 대부분의 환자는 프로틴을 1일 5~10g(15~30cc)×2회 복용하는 것부터 시작한다. 이 경우 대부분의 환자들이 큰 어려움 없이 복용할 수 있었다.

그런데 간혹 '프로틴 20g(60cc)×2회를 한 달 복용하였는데 몸에서 전혀 받지 않았다'고 하는 사람도 있다. 이런 경우는 모두 여성이었고, 남성들에게는 거의 보이지 않았다. 이 역시 단백질 부족 현상이다.

이 경우는 소량의 프로틴을 복용하여 단백질 보충을 시작하고 있는 사람보다도 더 심각하게 단백질이 부족한 것이다. 이는 프로틴을 전혀 소화하지 못하고 '정상적인 소화기관 반응' 조차 할 수 없게 되었기 때문이다. 따라서 처음에는 프로틴을 먹어도 상태가 나빠지지 않지만, 1개월을 지속 복용하면 단백질이 조금씩 충족되어 '정상적인 소화기관 반응'이 회복되면서 구역질, 설사 등의 반응이 생기게 된다. 어떻게 보면 '회복의 징조'라고 볼 수도 있는 것이다.

이런 경우에는 일단 프로틴 복용을 중지하고 한동안은 육수, 본브로스(Bone Broth, 뼈국물), 계란으로 단백질을 섭취한다. 이후 1일 프로틴 양을 5g(15cc)×2회로 시작하여 월 단위로 서서히 규정량인20g(60cc)×2회까지 늘려간다. 만약 5g(15cc)×2회가 안 되면, 2g(6cc)×2회로 시작하면 된다.
10g(30cc)의 프로틴을 만들어 하루 종일 마시면 된다. 이걸
못하는 사람은 없을 것이다.

3 고용량의 나이아신을 섭취 하고 큰 부작용이 생겼다

나이아신에는 나이아신 플래시라는 일시적인 부작용으로 얼굴의 열감, 식은땀, 홍조, 저림, 두드러기 등의 증상이 나타나는 경우가 있다.

✖ 이걸로 해결! 기본 방식을 계속하여 복용한다

나이아신은 비타민B3이라고도 불리는 영양소로 단백질이 합성할 때 중요한 역할을 한다. 또 정신질환, 류마티스, 신장병 등 모든 질병을 치료할 때 필수적이다. 나이아신을 조현병 치료에 이용한 호퍼는 '인류는 비타민C 합성 능력을 잃었던 것과 마찬가지로 나이아신의 합성 능력을 잃어가고 있다'라고 이야기 했다.

나이아신에는 나이아신 플래시라는 일시적인 부작용이 존재한다. 증상으로는 얼굴의 열감, 식은땀, 홍조, 저림, 두드러기 등이 나타나며, 이는 나이아신의 말초신경확장 작용에 의한 것으로 1시간 정도 지나면 사라진다.

이렇듯 부작용이 현저하게 발생하는 영양제이기 때문에 나이아신에 대해 충분히 공부 한 뒤 주의해서 섭취하여야 한다. 만약 최중도의 철, 단백질이 부족한 사람이 아무 생각 없이 고용량의 나이아신을 복용하게 된다면 큰 부작용, 즉 대플래시가 일어나기 때문이다. 따라서 나이아신 복용을 시작하기 전에는 일정한 단계를 거칠 필요가 있다.

우선은 프로틴 1일 20g(60cc)×2회+비타민C 1000×3정을 별 문제없이 지속 복용할 수 있다는 조건이 성립되어야 한다. 그리고 그 다음 플래시가 적게 발생하는 나이아신 아마이드 500mg×3정(아침, 점심, 저녁 1정)을 지속 복용하고, 그 후 나이아신 아마이드 500mg×6정으로 증량(아침, 점심, 저녁 2정)하여 2~3개월 지속 복용하여야 한다.

그렇게 해서 심한 부작용, 즉 플래시가 발생하지 않으면, 나이아신을 복용한다. 만약 나이아신 아마이드를 꾸준하게 복용하였는데도 불구하고 심한 플래시가 발생하게 된다면, 다시 나이아신 아마이드로 돌아가서 지켜봐야 한다.

식품첨가물 때문에 프로틴을 먹지 않는다

프로틴을 먹고 싶지만, 식품 첨가물이 많아 건강을 해칠까봐 두려워서 먹지 않는 사람도 있다.

이걸로 해결! 단백질이 식품 첨가물 처리를 한다

무언가 너무 많아서 불안해하는 심리는 단백질이 부족해서 오는 것이다. 식품 첨가물이 두려운 깃 역시, 난백질 부족에 원인이 있다. 또 단백질이 부족하면 체내에서 식품 첨가물을 처리할 능력이 없어진다. 하지만 많은 사람들이 식품첨가물이 무서운 것이 아니라 난백질 부족의 무서움을 자각하지 못하고 있다. 주적전도 된 것이다.

따라서 쓸데없는 걱정 말고 프로틴을 꾸준히 먹는게 정답이지만, 조금 더 설명하고자 한다.

일단 우리가 신선한 식품이라고 생각하는 식품들에도 여러 가지 화학물질이 첨가되어 있다. 농약이나 항생제, 호르몬제를 쓰지 않는 경작이나 가축 사육은 이제 사라졌다고 봐도 무방할 것이다. 또한 가공 식품은 부패와 산화를 방지하기 위해 다양한 첨가물을 사용하고 있다. 다만 사용량은 모두 엄밀하게 법률로 정해져 있으며, 표시의무도 있다. 물론 첨가물이 적다고 안전하고 좋은 것은 아니지만, 신경쓰기 시작하면 끝이 없다.

약이나 첨가물 등의 이물질은 '간'이나 '신장'에서 '약물대사'라는 작용에 의해 처리된다. 약물대사란 약이나 이물질의 친수성을 높임으로써 체외로 배출하기 쉽게 하는 것을 말한다. 따라서 간이나 신장의 기능이 제대로 작동하려면, 단백질이 충족되어 있어야 한다. 그렇기 때문에 단백질인 프로틴을 먹어야 하는 것이다. 매일 프로틴 20g(60cc)×2회 (아침저녁, 12시간 마다)를 지속 복용하는 것이 중요하다.

맞아 맞아 5

너무 조급하게 굴면 오히려 낫지 않는다

책의 내용대로 실천하고 있음에도 전혀 낫지 않는다고 불만을 토로하는 사람이 있다.

이걸로 해결! 지속해서 복용하고 천천히 기다린다

책의 내용대로 실천하고 있는데도 전혀 낫지 않는다고 불평하는 사람이 있다. 이런 사람은 조바심과 분노로 인하여 교감신경 과잉상태가 되어있다. 그래서 '아드레날린'이나 '코르티솔'이라는 스트레스 호르몬 합성을 위해 단백질, 비타민, 미네랄을 소비하여 오히려 더 낫기가 힘들어진다.

중학생 때부터 20~50년 동안 지속되었던 단백질 부족은 그렇게 금방 나을 수는 없다. 그동안의 식생활을 돌이켜 보고 몸의 소리를 잘 들어보아야 한다. 디저트라면 사족을 못 쓴다거나, 편의점 음식으로 끼니를 때우거나 하지 않았는지? 면류나 밥과 같은 탄수화물만 먹지 않았는지? 또 극단적인 자연주의식 식단으로 치닫거나 검소한 음식이 건강의 비결이라며 고기를 피하고 있지는 않았는지?

마침내 '좋은 재료'인 단백질을 몸에 공급하기 시작하였다면, 몸속에서는 '기다렸다'는 듯이 뚝딱뚝딱 보수를 시작하고 있을 것이다. 다만, 그 시간이 오래 걸릴 뿐이다. 이렇듯 그동안 필요한 영양분을 공급해주지도 않았는데 '아직도 안 나았어?'라고 재촉하는 것은 너무나 이기적인 생각이다.

또한 같은 양의 영양분을 공급해도 '확률적 친화력'이라고 하여 유효하게 이용할 수 있는 정도가 사람마다 조금씩 다르다. 대량의 비타민이 필요한 사람도 있는가하면, 소량으로 끝나는 사람도 있다. 낫는 기간도 사람마다 제각각이다.

따라서 스트레스 호르몬 합성에 영양을 낭비하지 않기 위해서도 편안한 마음으로 천천히 낫기를 기다리는 것이 좋다.

6 **다 나은 줄 알고
프로틴 복용을 중단하였다**

고민했던 증상이 나았다고 해서 프로틴 복용을 중단하고 당질도 제한하지 않은 채 디저트 축제를 연다. 그리고 다시 증상이 재발한다.

이걸로 해결! **살아있는 한, 프로틴 복용을 중단하지 않는다**

프로틴은 살기 위해 필요한 영양소이다. 산소와 같아서 살아 있는 동안에는 계속해서 공급해 주어야 한다. 몸 상태가 좋아졌다고 해서 호흡을 멈추는 사람은 없지 않은가? 좋지 않은 상태를 개선하기 위해 프로틴이나 비타민을 복용하기 시작한 사람이 많다. 원래 분자영양요법은 다 나으면 그만둔다는 식의 매커니즘을 기반으로 두고 있지는 않다.

일반적으로 약은 증상이 가라앉으면 복용을 멈추어야 한다. 대부분의 약에는 '대사저해제'라는 부작용이 있기 때문에 장기간 복용하는 것은 바람직하지 않다.

그러나 프로틴이나 비타민은 약과 반대로 대사의 기능을 지탱하는 중요한 영양소이다. 우리 몸이 모처럼 분자영양학적으로 바른길을 걷기 시작하였는데, 거기서 벗어날 이유는 없다.

프로틴 복용을 중단하면 당질에 대한 욕구가 다시 살아난다. 그렇게 '가끔은 괜찮겠지'라며 디저트 축제를 열고, 그러다가 증상이 재발하는 것이다. '필요없는 당질'이 증가하고, '필요한 재료인 단백질'이 줄어들면 않좋은 증상도 재발한다.

또 '프로틴을 언제까지 먹어야 할까?', '장기간 사용은 자제하는 것이 좋을까?'라는 질문도 받는데, 산소와 마찬가지로 프로틴은 죽을 때까지 필요하다. 그렇기 때문에 죽기 직전까지 지속적으로 복용하여야 한다.

비타민 섭취를 하려면 어떻게 해야할 지 잘 모르겠다

특히 비타민의 종류는 다양하기 때문에 '메가 비타민을 이해하기 힘들다'라고 생각하는 사람도 많다

이걸로 해결! 프로틴과 기본 ATP 세트를 섭취한다

이 책에서 다양한 비타민에 대해 소개하였는데, 다 필요한 것 같기도 하고, 자신에게 뭐가 필요한지, 또 어디서부터 시작해야 할 지 감이 안 잡히는 사람들도 있을 것이다.

하나하나의 영양소를 전부 다 섭취하는 것이 좋겠지만, 내가 제안하는 방식은 간단하다.

매일 프로틴을 20g(60cc)×2회+기본 ATP 세트를 섭취하는 것이다

〈ATP 세트 섭취하는 법, 1일 섭취량〉

• 철: Now 아이언 36mg(킬레이트 철), 3정(저녁에 3정)

• 비타민B: B50 콤플렉스, 2정(아침, 저녁에 1정씩)

- 비타민C : C1000, 3정(아침, 점심, 저녁에 1정씩)
- 비타민E : E400(d-α 토코페롤 함유), 1정씩(아침에 1정)

※B50은 밤 늦은 시간에 먹으면 불면증에 걸릴 수 있다. 저녁이라면 가능한 이른 시간에 먹도록 한다.

'이해하기 어렵다'라고 생각하는 사람도 우선은 프로틴과 ATP 세트를 지속 복용하자. ATP 세트를 3개월 지속하고 프로틴에 필수아미노산(EAA)을 조합하고 싶은 사람은 제1장을 참고하여 추가하면 된다. 또 다른 영양제를 추가하고 싶다면 발전 세트인 애드온 세트로 넘어간 뒤, 비타민B, C, E를 증량하는 것이 좋다.

간혹 "○○라는 병에는 어떤 영양제가 효과적일까?"라는 질문도 받는데, 그 대답 역시 기본 세트인 ATP 세트에서 시작한다.

모든 질병은 질적 영양실조가 원인이기 때문에 같은 치료가 효과적이다. 즉 고단백/저당질식+프로틴+ATP 세트가 기본인 것이다.

약을 줄이고 싶지만 왜지 어렵다

8

특히 정신건강 의료 분야에서는 처방약이 점점 늘어나서 많은 양의 약을 먹는 것에 대한 불안감을 느끼는 사람이 있다. 또 의존성이 있는 약의 남용도 염려되고 있다.

✂ 이걸로 해결! 약이 필요 없는 몸 만들기를 꾸준히 실천!

같은 작용의 약을 대량으로 처방받고, 각각의 약도 본래 필요한 양보다 많이 처방하는 '다제대량 처방'은 정신과 의료에서 큰 문제가 되고 있다. 우리병원에서는 이런 부적절한 처방을 하지 않는다. 필요한 약은 처방하겠지만, 가능한 한 약을 줄이는 치료를 실시하고 있다.

또 '약을 복용해서 증상이 완치되는 상태'가 아닌, '약을 복용하지 않아도 증상이 완치되는 상태'를 목표로 하고 있다.

물론 약을 줄이는 것을 제1의 목표로 두고 있기는 하지만, 그렇다고 약을 아예 처방하지 않는 것은 아니다. 또한 약을 줄이는 것보다 자연스럽게 약을 필요로 하지 않는 몸을 만드는 것이 가장 중요하다.

그러기 위해서는 프로틴 규정량+ATP 세트 섭취를 지속하는 것이 좋다. 이것을 계속하면 몸 상태가 개선되고, 약의 효과와 효능도 좋아진다. 또 향정신성 약물을 줄이는 데에는 나이아신이 효과적이므로 ATP 세트와 조합하여 복용하는 것이 좋다.

이처럼 약을 줄었을 때 "이 약만으로는 효과가 부족한 것 같다"라고 말하는 사람들도 있다. 대부분의 약에는 대사효소를 저해하는 작용이 있는데, 이 대사효소는 단백질로 이루어져 있다. 약이 효과가 없는 것은 단백질이 부족하여 그 효과가 막혀있기 때문이다.

따라서 프로틴 권장량을 섭취하면, 단백질이 채워져 소량의 약으로도 효과를 볼 수 있다. 소량으로도 몸을 완치할 수 있다면, 부작용의 위험 역시 크게 줄어든다.

〈참고 : 우리 병원의 항불안제 처방 지침〉

- 뇌졸중 환자, 치매 환자에게는 일체 처방하지 않는다.
- 의존·남용을 발생시키기 쉬운 디패스, 솔라낙스는 처방하지 않는다.
- 처방이 필요한 경우에는 장시간 복용하는 약(메이럭스, 랜드센)을 '가능한 한 소량'만을 그리고 '가능한 단기간에 한하여' 처방한다. 또 처방해도 가능한 단기간에 감량, 중지하도록 유의한다.
- 새로운 항불안제 의존 환자를 절대로 만들지 않는다.

9 아이가 프로틴을 먹지 않는다

아이가 좀처럼 프로틴을 먹지 않는다. 혹은 아이가 먹기 적당한 프로틴의 양을 모른다는 사람이 있다.

이걸로 해결! 먼저 부모가 프로틴을 먹자

아이가 아파서 병원에 오는 대부분의 부모들은 중도의 단백질이 부족하다. 또한 자신의 상태가 좋지 않다는 이유로 아이를 데리고 내원하는 경우, 아이 역시 단백질이 부족한 상태이다. 아마 임신, 출산 후에 철과 단백질이 부족했던 것으로 보인다.

아이의 식습관은 대부분 부모의 영향을 받는다. 따라서 아이에게 프로틴을 먹이고 싶으면, 일단 부모가 먼저 프로틴을 먹을 필요가 있다. 그런 다음 어느 정도의 양이 필요한지 알아본다. 이때 어머니가 먹는 프로틴의 양을 통하여 아이가 먹을 수 있는 양을 알 수 있다. 예를 들어 어머니의 체중이 50kg이고 아이가 20kg이라고 가정해 보자.

어머니가 매일 10g(30cc)×2회의 프로틴을 문제없이 먹을 수 있으면(메스껍거나 설사하지 않는다), 아이의 기준 섭취량은 4g(12cc)×2회가 된다. 또 어머니가 20g(60cc)×2회를 먹을 수 있다면, 8g(24cc)×2회가 아이의 기준 섭취량이 되는 것이다. 반대로 아이가 프로틴을 아예 먹지 못한다면, 중도의 단백질 부족이 우려된다. 이때는 무향료 플레인 프로틴을 요리에 넣자. 카레, 스튜, 수프 등에 넣어도 음식의 맛은 변하지 않는다. 이 방식을 수개월간 지속하면 부모와 자녀 모두 단백질을 충족하여 프로틴을 먹을 수 있게 된다.

또 프로틴은 거부하지만, EAA는 기부하지 않을 경우, 어디까지나 프로틴과의 병용하여 EAA 2g×2~3회에 용량을 지켜야 한다. 그러나 가장 중요한 것은 일단 부모님이 매일 2회 프로틴을 먹는 것이다. 그 모습을 보여주고 생활하지 않으면 아이도 먹을 수 없다. 부모님도 프로틴을 잘 못 먹는 다면, 소량이라도 좋으니 매일 2회 정도 프로틴을 먹는 연습을 하는 편이 좋다. 지속해서 꾸준히 먹는 다면, 양을 늘려서 먹을 수 있다.

발달장애(ADHD, 자폐증을 포함)의 경향이 있는 아이의 경우에는 부모님이 꼭 프로틴을 먹는 것이 중요하다. 특히 아이와 함께 하는 시간이 긴 엄마는 매일 2번씩 먹는 것이 좋다. 엄마가 단백질이 부족하면, 아이를 잘 돌보지 못하여 모두 함께 패닉에 빠질 수도 있기 때문이다.

아이를 치료하기 전에 먼저 자신을 치료한다는 자각을 가지고 시작하는 것이 중요하다.

발달장애로 내원하는 환자에게 추천하고 있는 영양제 세트는 다음과 같다.

〈발달장애 개선 3종 세트〉

- 단백질 1일 2회(12시간 마다)
- 우선 체중 1/2×1g부터 시작하여 목표는 체중×1g의 양(1일 섭취량)
- 나이아신 아마이드
  6세까지 500mg×3정, 7세부터 500mg×6정(1일 2~3회에 나누어 섭취)
- Now아이언 36mg(킬레이트 철)×2~3정(1일 1회 한 번에 섭취)

10 과식은 계속 하면서도 운동을 해야한다는 조바심이 생긴다

과식을 멈출 수 없어 '의지가 약하다'고 고민하는 사람이 많다. 또 비만이 해소되지 않기 때문에 늘 '운동해야지' 라고 다짐은 하지만 아무것도 못하고 있는 사람도 있다.

이걸로 해결! **당신의 의지는 약하지 않다**

과식을 줄이지 못해 고민하는 사람은 '자신의 의지가 약하기 때문'이라고 생각한다. 이러한 생각과 함께 과식을 하고 나면 늘 자기 혐오에 빠지게 되고, 이는 한층 더 멘탈이 약해져 또 다시 과식을 하게 만든다. 악순환의 반복인 것이다.

분명히 말하지만, 과식을 줄이지 못하는 것은 의지가 약해서가 아니다. 의지와는 상관 없다. 그저 살기 위해 에너지를 필사적으로 보충하려고 하는 눈물겨운 반응일 뿐이다. 이는 자연스러운 현상이라고 볼 수 있다. 그러나 냉정하게 보면 다음 행동이 보인다. 과식하는 사람이 먹는 음식

은 과자나 빵, 면류, 밥 같은 '당질'이다. 물론, 그 중에는 고기를 많이 먹는 사람도 있겠지만, 이들 역시 많은 양의 당질을 섭취하고 있는 것이다.

과식을 멈출 수 없는 이유는 많은 양의 당질을 섭취하여 ATP 생성 효율이 나빠지고 있기 때문이다. 당질은 대사하는 과정에서 많은 양의 미네랄과 비타민을 소모한다.

따라서 당질을 과도하게 섭취하면 많은 양의 미네랄과 비타민이 소비되어 호기성 대사 회로(ATP를 많이 만드는 에너지 대사)에 들어가지 않고 혐기성 해당이라는 비효율적인 에너지 대사로 보충되게 된다. 바로 자전거 조업이다. 점점 더 살아갈 에너지를 원하기 때문에 끝없이 당질에 손이 가버리는 것이다.

과식은 철과 단백질 부족이 원인이다. 따라서 우선은 계란이나 버터를 듬뿍 사용하여 만든 오믈렛이나 생크림과 '엘리스리톨'이라는 감미료를 이용해 만든 '커피 플로트' 등을 먹으며, 단백질과 양질의 지방을 섭취하도록 한다. 이때, 프로틴 섭취도 시작하여야 한다.

하루에 프로틴 20g(60cc)×2회+킬레이트 철 36mg×3정(저녁)이 효과적이다. 그리고 이 방식에 익숙해지면, 비타미

B50, 비타민C, 비타민E, 그리고 나이아신 아마이드나 아연을 추가하여 복용하는 게 가장 좋다.

또 프로틴이 체중을 늘리기 때문에 복용하기 싫다고 말하는 사람도 있다. 그러나 이것은 명백한 오해이다. 비만은 체지방이 증가한 상태를 말하며, 살이 찌는 원인은 당질의 과잉 섭취 때문이다. 당질을 많이 섭취하면 혈당치가 상승하고 보통 이상의 추가 인슐린이 분비된다. 그것이 바로 당을 지방으로 변환시키는 것이다.

프로틴, 계란, 고기를 섭취해도 추가 인슐린 분비는 없다. 프로틴을 충분히 먹으면 당질을 먹고 싶다는 요구가 사라진다. 비만이 무서운 사람이야말로 프로틴을 늘려야하는 이유다.

또한 과식으로 생긴 비만을 해소하고자 '운동해야지'라고 다짐하는 사람도 있을 것이다. 운동은 대사를 올린다는 의미에서는 몸에 도움이 된다고 생각한다. 하지만 살을 뺀다는 자체만을 놓고 본다면, 큰 효과는 볼 수 없다. 지방을 1kg 줄이기 위해서는 300km를 걸어야 하며, 100km를 달려야 한다.

즉, 운동만 해서 살을 뺀다는 것은 불가능하다는 뜻이다. 따라서 땀투성이가 되는 운동을 오래하지 않았다는 이유로 스스로를 아무것도 할 수 없는 사람이라 비난하지 말자. 할 수 있는 범위의 적당한 운동을 선택하여 가늘고 길게, 오랫동안 지속하는 것이 몸과 마음에도 좋다.

11 영양제는 먹기 힘들고, 먹는다 해도 왠지 기분이 나쁘다

철분제나 비타민 영양제를 잘 삼키지 못하는 사람, 또 먹으면 기분이 안 좋아지는 사람이 있다. 이런 부류의 사람들은 먹어도 효과를 느끼지 못하기 때문에 결국 그만두고 만다.

이걸로 해결! 단백질로 소화 기능을 회복한다

이런 증상 역시 '단백질 부족'이 원인이다. 철분제나 비타민 보충제를 먹지 못하고, 효과를 느끼지 못하는 사람 대부분이 단백질의 양이 충분하지가 않았다.

프로틴 섭취를 제대로 하지 않은 채, 이것저것 다른 보조 식품을 먹으려고 하면 안 된다. 2주 이상은 순서를 지켜서 프로틴의 규정량을 꾸준히 복용한 후, 철분제와 비타민 보충제를 섭취하여야 한다.

그 이유는 효소의 작용을 통해 이해할 수 있다. 효소는 생명 유지를 위한 신진대사 및 생체 화학 반응에 필수적인 물질이다.

또 효소는 주효소의 원료인 단백질과 보효소인 비타민, 그리고 보인자인 미네랄이 합쳐져서 완전한 효소가 된다. 즉 주효소+보효소(보인자)가 되어야 완전한 효소가 되는 것이다. 이렇게 만들어진 효소가 체내에는 약 3,000여 종이 있다.

체내에서 만들어지는 효소는 크게 소화효소와 대사효소, 두 가지로 나눠진다. 이때 소화효소로 작용하는 효소가 제대로 만들어지게 되면 대사효소로 작용하는 효소에도 여유가 생긴다. 그러나 소화효소를 위한 단백질이 부족한 상태에서는 비타민이 흡수되지 못하는 심각한 상황이 계속된다.

또한 주효소와 보효소는 열쇠 구멍과 열쇠 같은 구조로, 서로 딱 합쳐진다. 이때 주효소의 열쇠 구멍 모양이 보효소에 딱 맞는 사람과 그렇지 않은 사람이 있다. 이를 '확률적 친화력'이라고 부르며, 일반적으로 '체질'과 같은 의미로 사용된다.

열쇠 구멍의 모양이 딱 맞는 사람은 보효소의 비타민이 소량만 있어도 완벽한 효소를 만들 수 있다. 따라서 자주 아픈 사람은 '확률적 친화력이 낮은 상태' 즉 '허약체질'인 것이다. 만약 알약조차 먹기 힘들다면, 연하(삼킴)능력 및 소화 흡수 능력이 현저히 약해지고 있다는 것을 의미한다.

그렇기 때문에 일단 프로틴을 충분히 섭취하고, 소화효소의 작용을 최대한 높인 후, 철분제나 비타민 보충제를 섭취하는 것이 가장 중요하다.

끝으로

폭염, 그리고 '특별한 여름'으로 다가온 2020년 8월, 여름 휴가철에 접어들자 그 어느 때보다도 많은 환자들이 병원을 방문하였다.

나는 연일 휘청거리면서도 프로틴과 메가 비타민을 통하여 한 명의 환자라도 더 건강해졌으면 하는 마음으로 진료를 보고 있다.

나 스스로가 분자영양학에 따른 영양요법의 실천자이기 때문에 항상 프로틴이나 보충제를 손에서 놓지 않고, 어느 정도의 양으로 어떤 효과가 있는지 몸의 소리를 듣고 있다. 특히 바쁠 때나 힘들 때, 몸에서 보내는 안 좋은 신호들을 놓치지 않으려고 노력하고 있다. 이러한 신호들은 몸이 항상성(호메오스타시스)을 유지하는데 도움이 된다. 향상성은 쉽게 말해 몸의 상태가 좋지 않아 스스로 치료하는, 즉 치료의 일환으로 일어나는 신호들을 말한다.

이렇듯 나는 몸에서 보내는 신호들을 파악하여 적당한 분량으로 영양소를 조정하여 건강한 신체를 유지하고 있다.

우리 병원에는 간혹 의사나 간호사 등 의료 종사자들이 심신의 불편함을 호소하며 내원하는 경우도 있다. 이들은 바쁜 업무 탓에 대부분의 점심을 편의점에서 판매하는 주먹밥이나 샐러드로 해결하고 있다. 또 신종 코로나 바이러스로 인하여 잠을 잘 시간조차 없는 의료종사자들은 이제 편의점에 갈 시간 조차 없을 수도 있다. 그렇게 영양소가 부족하게 되고 영양 부족이 지속되다가 건강이 나빠지게 된다. 그렇기 때문에 의료 종사자야말로 자주적인 건강관리를 통하여 철저하게 관리하고 필요한 영양분을 섭취해 주었으면 좋겠다.

철과 단백질 부족, 그리고 베가 비타민의 유용성에 대해 이해하며 실천해 주는 의료종사자도 있지만, 아직까지는 내가 원하는 만큼 넓혀지지는 않았다. 의료지식이 있는 사람의 생각을 전환시키는 일이란 힘든 일이기 때문이다. 그래도 병원에 오는 환자들의 대부분은 영양에 대해 이해하려고 적극적으로 노력한다.

컨디션 난조는 스스로에게 문제가 있어서가 아닌, 질적

영양실조에 문제가 있어 발생한다.

메니에르병(Meniere's disease)과 헤르페스 바이러스 감염증
(Herpes, herpes virus infection)으로 내원한 환자가 이었는데,
완쾌 후에도 한 달에 한 번 '비타민B+비타민C+글루타치
온 수액'를 맞기 위해 오고 있다. 이 환자는 '매달 컨디션
이 회복되고 있다'며 좋아한다. 또 매회 복용하는 영양제
를 한꺼번에 지참하고 있으며, 나보다 더 많은 영양제를 먹
고 있다.

한 번은 환자의 지인이 '류머티즘' 진단을 받아 휠체어 생
활을 하고 있었다. 그리고 담당 의사는 '항류머티즘 약'을
권하였는데, 이 환자가 "그거 말고 이걸 먹어요."라며, '프로
틴+비타민C+나이아신'을 추천하였다. 그리고 2개월 만에
환자의 지인은 류머티즘에서 완전히 완치되어 움직일 수
있게 되었다. 정말 대단한 일이 아닐수 없다. 우리 병원의
환자가 지인의 류머티즘 증상을 완전히 치료해 준 것이다.

이처럼 오늘날은 환자가 환자를 낫게 하는 시대, 자주적
인 건강관리의 시대이다. 건강한 몸, 아프지 않은 몸은 본
인 스스로가 만들 수 있다.

그러므로 때문에 지금 본인들의 몸이 좋든, 좋지 않든 본인의 질적 영양실조에 대해 관심을 갖도록 하자. 건강한 몸은 다른 사람에게 의지하지 않고 스스로가 만드는 것이다. 오늘부터 메가 비타민 건강법을 꼭 실천하기 바란다.

참고문헌

1) 『건강자주관리 시스템』 Vol.1~5, 미쓰이시 이와오, 아베출판

2) 『미쓰이시 이와오의 모든 업적』 Vol. 1~27, 미쓰이시 이와오, 현대서림

3) 『Orthomolecular Medicine for Everyone Megavitamin』, Abram Hoffer, Andrew W. Saul, Therapeutics for Families and Physicians.

4) 『Orthomolecular Nutrition for Everyone: Megavitamins and Your Best』, Helen Saul Case, Health Ever.

5) 『Niacin: The Real Story; Learn About the Wonderful Healing Properties of Niacin』, Harold D. Foster, Abram Hoffer, Andrew W. Saul, Basic Health Publications, Inc.

6) 『Vitamin C: The Real Story: The Remarkable and Controversial Healing Factor』, Steve Hickey, Andrew W. Saul, Basic Health Publications, Inc.

7) 『I Have Cancer: What Should I Do?: Your Orthomolecular Guide for Cancer Management』, Michael J. Gonzalez, Jorge R. Miranda-Massari, Andrew W. Saul, Basic Health Publications, Inc.

8) 『Orthomolecular Treatment of Chronic Disease: 65 Experts on Therapeutic and Preventive Nutrition』, Andrew W. Saul, Basic Health Publications, Inc.

9) 『Doctor Yourself: Natural Healing That Works』, Andrew W. Saul, Basic Health Publications, Inc.

10) 『Healing Children's Attention & Behavior Disorders: Complementary Nutritional & Psychological Treatments』, Abram Hoffer, CCNM Press.

11) 『The Vitamin Cure for Alcoholism: Orthomolecular Treatment of Addictions』, Abram Hoffer, Andrew W. Saul, Basic Health Publications, Inc.

12) 『육상선수를 위한 최신 영양학』 Vol. 상하, 야마모토 요시노리, NextPublishing Authors Press

13) 『 A Physician's Handbook on Orthomolecular Medicine』, Roger J. Williams, Pergamon

14) 『Biochemical Individuality: The Basis for the Genetotrophic Concept』, Roger J. Williams

본서에 나오는 책, 페이스북, 블로그, 페이스북그룹

『우울 패닉은 철 부족이 원인이었다』, 후지카와 도쿠미, 광문사 신서

『분자영양학으로 치료한 사례집』, 후지카와 도쿠미, NextPublishing Authors Press

『우울을 지우는 마법의 식사』, 후지카와 도쿠미, 레드스톤

『약에 기대지 않고 우울증을 치료하는 법』, 후지카와 도쿠미, ACHIEVEMENT PUBLISHING

『정신과 의사가 알려주는 우울을 지우고 마음을 강하게 만드는 식사법』, 후지카와 도쿠미, 보도사

『약에 기대지 않고 소아ADHD, 학습장애를 없애는 법』, 후지카와 도쿠미, ACHIEVEMENT PUBLISHING

『모든 부진은 스스로 치료할 수 있다.』, 후지카와 도쿠미, 방장사

『의사가 알려주는 부진을 스스로 치료하는 실전 레시피』, 후지카와 도쿠미, 세계문화사

저자 페이스북(https://www.facebook.com/tokumi.fujikawa)

코테쓰 명예병원 블로그(https://ameblo.jp/kotetsutokumi/)

페이스북프로틴+메가비타민
(https://www.facebook.com/groups/1727173770929916/)

저자 약력

후지카와 도쿠미

정신과 의사이자 의학 박사로 1960년, 히로시마현에서 태어났다. 1984년 히로시마 대학 의학부를 졸업하고 히로시마 대학 의학부 부속병원 정신과, 현립 히로시마병원 정신과, 국립병원기구 정신의료센터 등에서 근무하였다. 이후 우울증의 약리, 화상연구와 MRI를 이용한 노년기 우울증 연구를 하며, 노년에 발병하는 우울증에는 미소 뇌경색이 많다는 것을 세계 최초로 발견하였다.

2008년 '후지카와 심료내과 클리닉(히로시마 하쓰카이치시)'을 개원하여 우울증을 시작으로 한 기분장애, 불안장애, 수면장애, 스트레스성 질환, 섭식장애, 인지증 등의 치료에 종사하고 있다. 또한 고단백 및 저당질식을 중심으로 한 영양요법으로 눈부신 실적을 올리고 있다.

저서에 『우울을 지우는 마법의 식사(레드스톤)』,『모든 컨디션 부진은 스스로 고칠 수 있다』(호죠샤), 『약에 의지하지 않고 우울증 치료하는 방법』, 『약에 의지하지 않고 아이의 학습장애를 없애는 방법』(Achiement출판), 『정신과의사가 생각했다! 우울증도 사라진다! 마음을 강하게 하는 식사기술』(다카라지마샤), 『분자영양학에 의한 치료, 사례집』(NextPublishing Authors Press) 등이 있다.

몸과 마음을 건강하게 만드는
메가 비타민 건강법

2022. 1. 25. 초 판 1쇄 인쇄
2022. 2. 10. 초 판 1쇄 발행

지은이 | 후지카와 도쿠미
옮긴이 | 황명희
펴낸이 | 이종춘
펴낸곳 | **BM** ㈜도서출판 **성안당**

주소 | 04032 서울시 마포구 양화로 127 첨단빌딩 3층(출판기획 R&D 센터)
10881 경기도 파주시 문발로 112 파주 출판 문화도시(제작 및 물류)

전화 | 02) 3142-0036
031) 950-6300

팩스 | 031) 955-0510
등록 | 1973. 2. 1. 제406-2005-000046호
출판사 홈페이지 | **www.cyber.co.kr**
ISBN | 978-89-315-8749-4 (03510)
정가 | 12,000원

이 책을 만든 사람들
책임 | 최옥현
진행 | 권수경
본문 디자인 | 김인환
표지 디자인 | 박원석
홍보 | 김계향, 이보람, 유미나, 서세원
국제부 | 이선민, 조혜란, 권수경
마케팅 | 구본철, 차정욱, 나진호, 이동후, 강호묵
마케팅 지원 | 장상범, 박지연
제작 | 김유석

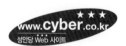

KOKORO TO KARADA WO TSUYOKU SURU! MEGA VITAMIN KENKOHO
Copyright ⓒ 2020 Tokumi Fujikawa, HOJOSHA
Korean translation rights arranged with Hojosha Publishing Co., Ltd.
through Japan UNI Agency, Inc., Tokyo and EntersKorea Co.,Ltd., Seoul

Korean translation copyright ⓒ 2022 by Sung An Dang, Inc.